高职高专工学结合规划教材
国家高职高专示范专业建设成果

外科护理实训教程

主　编 徐春岳　**副主编** 李胜琴

编　委（以姓氏笔画为序）

叶永红 吴利和

余　静 徐淑芬

SURGICAL

NURSING

TRAINING

TUTORIA

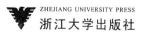

ZHEJIANG UNIVERSITY PRESS
浙江大学出版社

前　言

　　《外科护理实训教程》系衢州职业技术学院校企合作开发课程《外科护理》的配套实训教材与习题集。

　　外科疾病的主要治疗手段是手术,本实训教材根据外科护士职业岗位、职业能力的要求,以外科病人的围手术护理为核心,将外科护理常用技术分成两部分,即手术室护理技术和手术前后常用护理技术。每一部分又根据外科临床护理实际选取了最常用的、最具代表性的外科护理单项操作,每个单项操作均按目的、实训准备、实训步骤或操作流程、注意事项等进行描述,同时配有图片;其后配套的常用外科护理操作评价标准,可用于外科护理操作考核,突出实践性、可操作性、可评判性。

　　本实训教材附含的习题集是根据外科护理教学中必须遵循的"必需、够用、能用"原则及整体护理观之"以人为本,以患者为中心"的理念,紧密结合临床,将外科病人的术前、术中、术后护理中最基本的、贴近临床实际的护理知识与技术提炼出来,并加以归纳总结整理而成;主要题型有选择题及名词解释,形式上注重与国家护士执业考试相衔接。通过习题练习,能使学生对外科护理知识和技术的理解能力、评判思维能力和实际应用能力得到提高,从而达到培养高职高专护理学生职业能力的目的。

目　录

第一篇　外科护理实训操作指导

第一章　手术室护理技术

一、常用外科手术器械的辨认、使用与传递

【目的】

学会辨认外科常用手术器械,并了解其使用方法,能在手术中快速准确地传递各种手术器械。

【用物】

手术刀、手术剪、血管钳、手术镊、持针钳、海绵钳(卵圆钳)、组织钳、布巾钳、直角钳、肠钳(肠吻合钳)、胃钳、皮肤拉钩、甲状腺拉钩、阑尾拉钩、腹腔平头拉钩、S型拉钩、自动拉钩、吸引器、缝针、缝线、敷料、高频电刀等。

【操作步骤】

1.手术刀　有刀柄及不同形状、大小的刀片。刀片宜用血管钳或持针钳夹持安装或卸下,避免割伤手指,如图 1-1-1 所示。

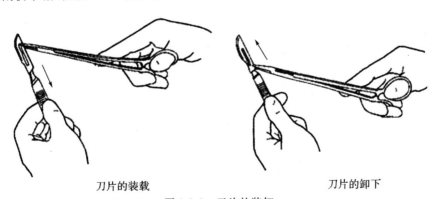

刀片的装载　　　　　　　　　　刀片的卸下

图 1-1-1　刀片的装卸

持刀的方式有多种,执弓式:用于一般的切口;执笔式:用于解剖及小切口;握持式:用于较大的切口;反挑式:用于表浅脓肿切开。如图 1-1-2 所示。

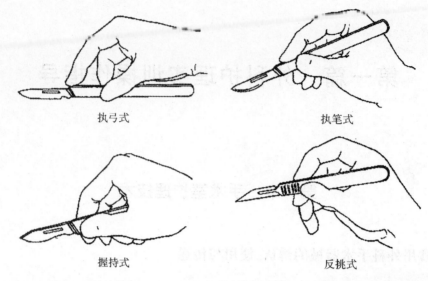

执弓式　　　　　　　　　　　执笔式

握持式　　　　　　　　　　　反挑式

图 1-1-2　四种执刀方式

手术刀的传递：传递者（器械护士）应将手术刀放在弯盘里传递给术者，由术者从弯盘里取手术刀，用后放回弯盘里；传递者不可将手术刀直接传递至术者的手里，更不可将刀刃指着术者直接传递给术者，以避免对术者或传递者自己造成损伤。

2.手术剪　有弯的、直的、钝头的和尖头的。长的钝头弯剪，多用于胸、腹腔的深部手术。尖头的直剪一般用于浅部组织的解剖。一般手术剪不用于剪线或敷料，否则，易变钝。用于剪线的线剪一般为钝头的直剪。持剪法与持钳法相同。持手术剪的正确方法，如图 1-1-3所示。

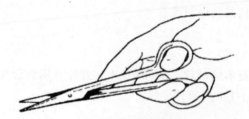

图 1-1-3　持手术剪的正确方法

手术剪的传递：术者示、中指伸直，并作内收、外展的"剪开"动作，其余手指屈曲对握，表示需要剪刀。然后术者掌心向上，拇指外展，其余四指并拢伸直；传递者握剪刀前端，以柄环端轻敲术者手掌，传递至术者手中（图 1-1-4）。

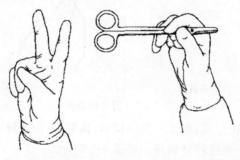

图 1-1-4　示意需要手术剪的手势（左）及传递手术剪的姿势（右）

　　3.手术镊　用于夹持组织,以利解剖及缝合。有不同的长度。镊的尖端分为有齿及无齿(平镊)。

　　正确的持镊姿势是拇指对示指与中指,把持两镊脚的中部,稳而适度地夹住组织(图1-1-5)。而错误执镊姿势(图1-1-6),既影响操作的灵活性,又不易控制夹持力度大小。术者需要手术镊的示意手势及手术护士传递手术镊的方法,如图1-1-7所示。

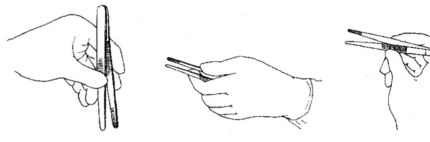

图 1-1-5　正确的执镊方法　　　　　图 1-1-6　错误的执镊方法

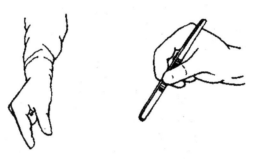

图 1-1-7　示意需要手术镊的手势(左)及传递手术镊的方法(右)

　　4.血管钳　不同的血管钳结构上的不同主要是在齿槽床。由于手术操作的需要,齿槽床分为直、弯、直角、弧形等。用于血管手术的血管钳,齿槽的齿较细、较浅,弹力较好,对组织的压榨作用小,对血管壁及其内膜的损伤亦较轻,称无损伤血管钳。常用的血管钳尖端为平端。尖端带齿者称有齿血管钳,多用于夹持较厚的坚韧组织以防滑脱,对组织的损伤较大。

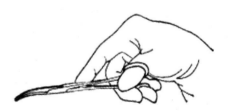

图 1-1-8　正确的执钳方法

血管钳对组织有压榨作用,不宜用于其夹持皮肤、脏器及脆弱的组织。

　　持钳法:用拇指及第四指伸入柄环内,示指起稳定血管钳的作用,特别是用血管钳时,可避免钳端的晃动,如图1-1-8所示。

　　松钳法:用右手时,将拇指及第四指套入柄环内,捏紧使扣环分开,再将拇指内旋即可。用左手时,拇指及示指持一柄环,第三、第四指顶住另一柄环,两者相对用力,即可松开,如图1-1-9所示。

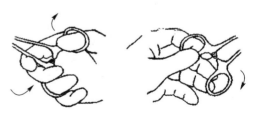

图 1-1-9　正确的执钳方法

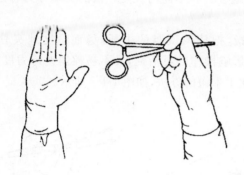
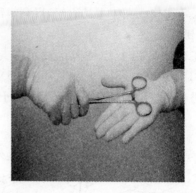

图 1-1-10　血管钳的传递

血管钳的传递:术者掌心向上,拇指外展,其余四指并拢伸直,传递者握血管钳前端,以柄环端轻敲术者手掌,传递至术者手中(图 1-1-10)。

5.缝合针　分直针、弯针、圆针和三角针(图 1-1-11,图 1-1-12)。三角针前半部为三棱形,较锋利,用于缝合皮肤、软骨、韧带等坚韧的组织,损伤较大。圆针前半部为圆形,用于缝合内脏、腹膜、肌肉、皮下组织等柔软的组织,损伤较小。

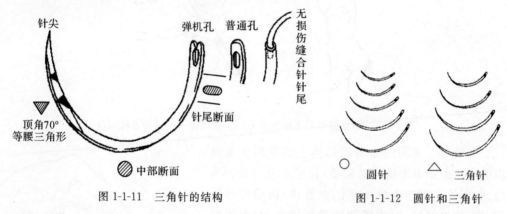

图 1-1-11　三角针的结构　　　　　　　图 1-1-12　圆针和三角针

6.持针钳　用于夹持缝针以缝合组织,缝针应夹在靠近持针钳的尖端,若夹在齿槽床中间,则容易将针折断。一般应夹在缝针后三分之一处,缝线应重叠三分之一以便操作,如图 1-1-13 所示。

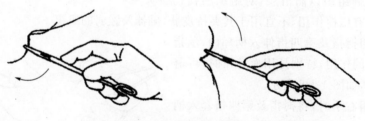

图 1-1-13　持针钳夹针

持针钳的传递:传递者握住持针钳中部,将柄端递给术者。在持针器的传递和使用过程中切不可刺伤其他手术人员。示意需要持针钳的手势及传递持针钳的姿势如图 1-1-14 所示。

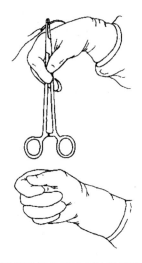

图 1-1-14　示意需要持针钳的手势(下)及传递持针钳的姿势(上)

7.组织钳　组织钳对组织的压榨较血管钳轻,一般用以夹持软组织,较不易滑脱(图 1-1-15)。

8.巾钳　用于固定消毒巾(图 1-1-16)。

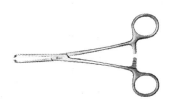

图 1-1-15　组织钳

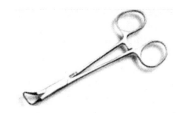

图 1-1-16　巾钳

9.拉钩　有各种不同的类型,可根据需要选用。使用拉钩时,应以纱垫将拉钩与组织隔开;拉力应均匀,不能突然用力过大,以免损伤组织(图 1-1-17)。

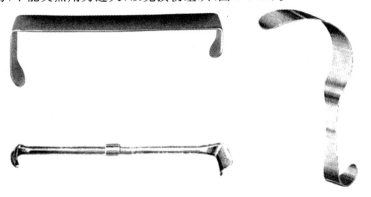

图 1-1-17　各种拉钩

10.吸引头　常用的单管吸引头(图 1-1-18),用于吸除手术野的血液及胸、腹腔内液体等。套管吸引头则主要用于吸除腹腔内的液体,其外套管有多个侧孔,可避免大网膜、肠壁等被吸住堵塞吸引头。

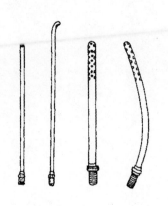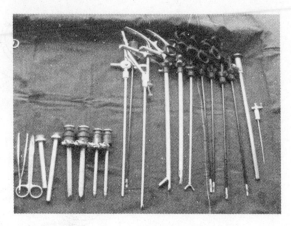

图 1-1-18　单管吸引头

11.常用腔镜器械(图 1-1-19)

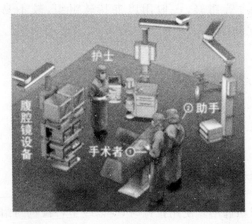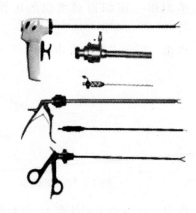

图 1-1-19　腔镜手术场景与常用腔镜器械

12.显微外科手术器械(图 1-1-20)

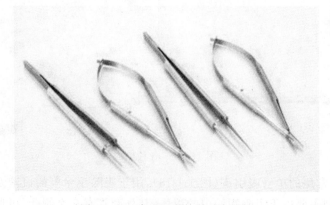

图 1-1-20　常用显微外科手术器械

二、手术体位安置

【目的】

充分暴露手术视野,以保证手术顺利进行。练习四种常用手术体位的安置方法。

【用物】

手术床、各种规格的手术垫、约束带等。

【安置的方法】

1.仰(平)卧位　为最常用的一种手术体位,适用于胸壁、腹部、颌面部、骨盆及下肢等手术。手术床平置,患者仰卧在手术床上,胸腰部横放中单,左右各半,用中单固定两臂于身体两侧,掌面向下,若一侧手臂有静脉输液,则将该手臂固定于托臂板上。头部垫枕,腰曲、腘窝处放合适的软垫,足跟部视手术时间用软垫或气圈保护。膝关节处固定。肝、胆、脾、胰手术时,应将腰桥对准胸骨剑突平面,便于暴露手术野(见图1-1-21所示)。

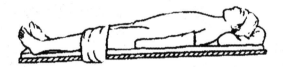

图 1-1-21　水平仰卧位

2.乳房手术平卧位　适用于乳房及腋部手术。患者仰卧,术侧靠近床边,肩胛下垫一软垫,上臂外展置于臂托上,健侧上肢固定于体侧,其余同仰卧位(见图1-1-22所示)。

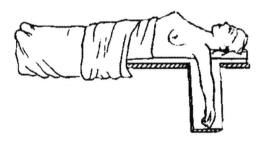

图 1-1-22　乳房手术平卧位

3.颈仰卧位　适用于颈前部手术,如甲状腺手术、气管切开术等。患者仰卧,手术台上部抬高约10°～20°,头板适当放下,肩部垫一软垫,使颈部过伸,颈部两侧用砂袋固定,颈前充分暴露,其余同仰卧位(见图1-1-23所示)。

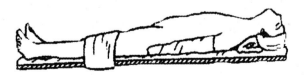

图 1-1-23　颈仰卧位

4.胸部手术侧卧位　适用于胸腔手术。患者侧卧 90°,肋下垫大软枕,使手术野暴露明显,又可减轻臂部压迫,两上肢置于搁手架的上层和下层。上侧下肢屈曲,另一侧下肢自然伸直,两腿间放一软垫。臀部两侧垫小软枕,用约束带固定,上肢的前臂、膝部适当固定(见图 1-1-24 所示)。

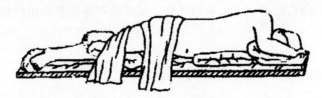

图 1-1-24　胸部手术侧卧位

5.膀胱截石位　适用于会阴部、肛门等手术。患者仰卧位,臀部位于手术床座板下缘;患者换上袜套,两腿分放在两侧搁脚架上,两大腿外展 60°~90°,腘窝部垫软垫,外用扎脚带固定;手术台的腿板放下(见图 1-1-25 所示)。

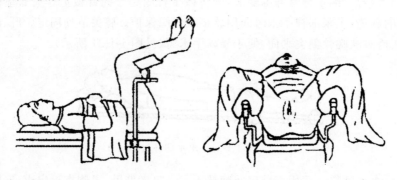

图 1-1-25　膀胱截石位

【注意事项】

1.能充分暴露手术部位,以利手术进行。
2.保证患者的安全与舒适。
3.能维持正常的呼吸功能,颈部、胸部避免受压。
4.能维持正常的循环功能,避免身体局部受压,应使用较宽的固定带,且不宜绑得太紧,松紧度以手掌掌指关节处可以伸入为准。
5.不使肢体神经受压或过度牵扯,以防麻痹。肢体不悬空,应托垫稳妥。

三、手术人员无菌准备

(一) 更衣准备

手术人员进入手术室先在更衣室更换手术室准备的鞋、手术衣裤、帽和口罩,剪短指甲。内衣要小于手术衣裤,不能外露。帽子应将头发全部遮盖。口罩必须盖住口鼻,鼻孔不能外露。患急性上呼吸道感染和皮肤感染人员不应进入手术室。手术室鞋和衣裤不可穿出手术室外。

(二) 手臂消毒

手臂消毒的方法有爱护佳消毒液洗手法、碘伏刷手法、灭菌王刷手法等。在此介绍爱护佳消毒液洗手法,灭菌王刷手法。

【目的】

通过机械性洗手和化学药液消毒两个步骤,消除手及前臂皮肤上的暂存菌和部分常住菌,防止术后感染。

【用物】

指甲剪、刷手池、清洁剂、爱护佳消毒液、无菌刷、灭菌王、烘干器或无菌毛巾等。

【操作步骤】

1.爱护佳消毒液洗手法　基本步骤分两步:第一步,外科洗手;第二步,外科手消毒(如图 1-1-26 所示)。

第一步　外科洗手

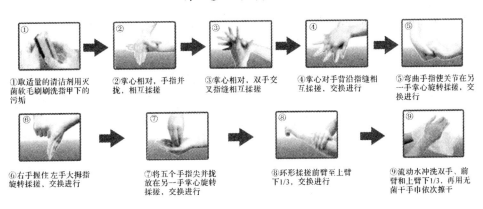

①取适量的清洁剂用灭菌软毛刷刷洗指甲下的污垢　②掌心相对,手指并拢,相互揉搓　③掌心相对,双手交叉指缝相互揉搓　④掌心对手背沿指缝相互揉搓,交换进行　⑤弯曲手指使关节在另一手掌心旋转揉搓,交换进行

⑥右手握住左手大拇指旋转揉搓,交换进行　⑦将五个手指尖并拢放在另一手掌心旋转揉搓,交换进行　⑧环形揉搓前臂至上臂下1/3,交换进行　⑨流动水冲洗双手、前臂和上臂下1/3,再用无菌干手巾依次擦干

第二步　外科手消毒

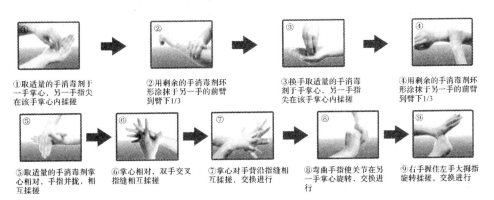

①取适量的手消毒剂于一手掌心,另一手指尖在该手掌心内揉搓　②用剩余的手消毒剂环形涂抹于另一手的前臂到臂下1/3　③换手取适量的手消毒剂于手掌心,另一手指尖在该手掌心内揉搓　④用剩余的手消毒剂环形涂抹于另一手的前臂到臂下1/3

⑤取适量的手消毒剂掌心相对,手指并拢,相互揉搓　⑥掌心相对,双手交叉指缝相互揉搓　⑦掌心对手背沿指缝相互揉搓,交换进行　⑧弯曲手指使关节在另一手掌心旋转,交换进行　⑨右手握住左手大拇指旋转揉搓,交换进行

图 1-1-26　爱护佳消毒液洗手消毒法

具体步骤如下:

(1)摘除手部饰物,修剪指甲,清除指甲下污垢。

(2)取适量皂液流动水冲洗双手、前臂和上臂下 1/3。

(3)取适量清洁剂按照七步洗手法的顺序搓揉清洗双手、前臂和上臂的中下 1/3,流动水冲洗干净,取无菌巾擦干(也可采用烘干机烘干)。整个步骤应不少于 2min。

(4)取 2ml 爱护佳消毒液于掌心,以另一手的五指尖涂抹均匀后,涂在另一手的手臂至肘上 6cm 处。同法消毒另一手臂。最后取 2ml 爱护佳消毒液于掌心,以七步洗手法消毒手部。至消毒液干燥,大约 3min。

(5)双手消毒后手应保持拱手姿势(胸前位),不得下垂,也不能接触未消毒物品,否则须重新消毒。

2.灭菌王刷手法

(1)用肥皂、流水清洗双手和前臂至肘上 10cm 处。

(2)无菌刷蘸灭菌王 5ml 刷手和臂:从指尖、依次从指各面、指蹼、手掌、手背刷,同样方法刷另一只手。然后再交替对应刷手腕、前臂、肘关节上 10cm 处,刷洗 3min,指尖朝上肘向下,用流水冲洗。

(3)取无菌小毛巾擦干双手和手臂或用烘干器烘干。

(4)再取适量灭菌王涂擦双手和前臂,自然晾干。双手不能下垂。

【注意事项】

1.洗手时需用力,要按七步洗手法的步骤,特别注意皮肤褶皱处,如甲缘下、指间、手背、手掌及肘部。

2.用流水冲洗时,手掌的位置应高于肘部,使水由手掌流向肘部,勿使水倒流。取无菌巾擦手时,应按双手、前臂和上臂的下 1/3 顺序擦干,不能来回擦手。

3.涂抹消毒剂时认真揉搓直至消毒液干燥,双手上举于胸前,不可下垂或与其他物品触碰。

(三)穿手术衣和戴手套

【目的】

学会在手术前穿无菌手术衣和戴无菌手套的正确方法。防止身体直接接触而污染手术伤口,从而保护病人手术区域不受污染。

【用物】

无菌手术衣、无菌手套、无菌生理盐水。

【操作步骤】

1.穿无菌手术衣(见图 1-1-27 所示)

(1)自器械台上拿取无菌手术衣,选择较宽敞处站立,认清衣服的上下和正反面,手提衣领,抖开衣服,使正面朝前(注意衣服勿触碰其他物品或地面)。

(2)将手术衣轻轻抛起,双手顺势插入袖中,手向前伸,不可高举过肩,也不可左右侧撒开,以免触碰污染。

(3)巡回护士在其身后系颈、腰部系带。

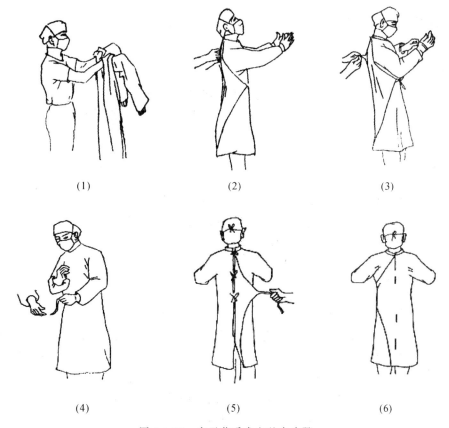

(1)　　　　　　　　　(2)　　　　　　　　　(3)

(4)　　　　　　　　　(5)　　　　　　　　　(6)

图 1-1-27　穿无菌手术衣基本步骤

　　(4)戴好无菌手套,将前襟的腰带递给已戴好手套的手术护士或巡回护士,用无菌持物钳夹持腰带绕穿衣者一周后交穿衣者自行系带于腰间。

　　2.戴无菌手套(无接触式)

　　(1)将手套手掌部朝下,置于手术衣袖口上,手套五指朝向自己。

　　(2)透过袖子,将手套翻转套在袖口上,注意手不可伸出袖子。

　　(3)展开手套套口,将袖口松紧带部分完全套入手套套口。

　　(4)将手术衣袖子连带手套往上拉.直到手完全套入手套。

　　(5)使用同法戴另一双手套,绝不可让手接触手术衣外面或手套外面。

　　(6)无菌脱手套时,抓住手套后端,翻转至手掌上,脱下,用不戴手套的手从内面抓住另一手手套的转折处,把手套翻过来脱去。

【注意事项】

　　1.接取手术衣时勿接触手术护士的手套。

　　2.手术衣外面勿接触任何有菌物。

　　3.穿好手术衣后未戴手套的手勿伸出袖口外。

　　4.未戴手套的手不能接触手套的外面。

　　5.已戴好手套的手不能接触手套的内面及未戴手套的手臂和非无菌物,戴好手套后发现破损或触及的菌物品,应立即更换。

四、手术区域的准备

【目的】

去除毛发和污垢,预防切口感染。消灭手术切口处及周围皮肤表面的细菌,遮盖手术切口以外的部位,使手术周围环境成为一个较大范围的无菌区域,避免手术中的污染,以防感染。

【用物】

治疗盘内盛一次性剃毛刀、弯盘、纱布、橡胶单及治疗巾、毛巾、汽油、棉签、手电筒、治疗碗内放肥皂、软毛刷、脸盆放热水。骨科手术另备手刷、75%乙醇、治疗巾、绷带。0.5%碘伏浸透的纱布,手术切口保护膜,各种无菌巾单。

【操作步骤】

(一)手术前的一般准备

为防止皮肤表面的细菌进入切口内:病人在手术前当日(术前 2h 内)应准备皮肤,又称备皮。如下腹部手术应剃除腹部及会阴部的毛发;胸部和上肢的手术剃除胸部及腋下毛发;头颅手术剃除一部分或全部头发。皮肤上若留有油垢或胶布粘贴痕迹需用乙醚或松节油擦净,除去皮肤上的污垢并进行沐浴、更衣。骨科的无菌手术除常规准备皮肤外,术前三天,每天一次,用 70%酒精消毒手术部位,并用无菌巾包裹。

(二)手术区皮肤消毒

目的是杀灭皮肤切口及其周围的细菌。一般由第一助手在洗手后完成。

1.消毒方法　一般情况下,第一助手在手臂消毒后,站在病人右侧(腹部手术),接过器械护士递给的卵圆钳和盛有浸过碘伏消毒剂的棉球或小纱布块弯盘,左手托持弯盘,右手持夹棉球或纱布,用上臂带动前臂,腕部稍用力涂擦消毒术野。

2.消毒方式　从中心向外环形旋转展开或从上至下平行或叠瓦形涂擦,从切口中心向两侧展开。

3.消毒原则　由清洁区开始到相对不洁区,如一般的手术是由手术区中心(切口区)开始向四周(由内向外),切忌返回中心。会阴、肛门及感染伤口等区域的手术则应由外周向感染伤口或会阴、肛门处涂擦(由外向内)。

4.消毒范围　至少包括手术切口周围 15cm 以上的区域(图 1-1-28)。

(1)胸部手术:自锁骨上、肩上至脐水平,前至对侧锁骨中线或腋前线,后至对侧,肩胛下角,包括胸部、上腹、患侧腋下和上臂前后胸范围均应超过中线 5cm 以上,如图 1-1-28(1)、(2)所示。

(2)上腹手术:自乳头连线至耻骨联合,两侧至腋后线,如图 1-1-28(3)所示。

(3)腹股沟及阴囊部手术:自脐水平线至大腿上 1/3,包括外阴部,如图 1-1-28(4)所示。

(4)肾区手术:乳头水平至耻骨联合,前后均过中线,包括外阴部,如图 1-1-28(5)、(6)所示。

(5)会阴及肛门部手术:自髂前上棘水平线至大腿上 1/3 的内、前、后侧,包括会阴区及臀部,如图 1-1-28(7)所示。

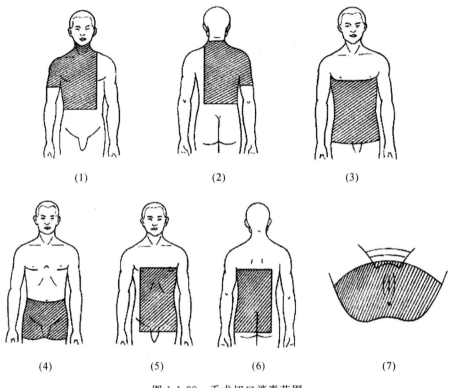

(1)　　　　　　　(2)　　　　　　　(3)

(4)　　　　(5)　　　　(6)　　　　(7)

图 1-1-28　手术切口消毒范围

5.注意事项　涂擦时应方向一致,忌来回涂擦,每次涂擦应有 1/3～1/4 的区域重叠,不可留下未消毒的空白区,已经接触污染部位的棉球或纱布,不可再擦已经消毒的部位;消毒腹部皮肤时,先将消毒液滴入脐窝内,待皮肤消毒完后,再用棉球擦拭脐窝。

(三)手术区无菌巾的铺置

除显露手术切口所必需的皮肤以外,其他部位均用无菌巾遮盖,以避免和尽量减少手术中的污染。

以腹部手术为例说明(图 1-1-29)。

1.铺巾原则　中等以上手术特别是涉及深部组织的手术,切口周围至少要有 4～6 层无菌巾遮盖,术野周边要有 2 层无菌巾遮盖。

2.铺巾范围　头侧要铺盖过患者头部和麻醉架,下端遮盖过患者足部,两侧部位应下垂至手术床边 30cm 以下。

3.铺巾方法　手术区域消毒后,一般先铺手术巾(皮肤巾)再铺中单,最后铺剖腹单。铺皮肤巾顺序为:由器械护士将皮肤巾递给助手,传递时注意皮肤巾折边方向。先铺相对不洁区(如会阴部、下腹部)然后铺上方,再铺对侧,最后铺靠近操作者的一侧。还有一种方法是先铺对侧、下方、上方、最后铺操作的一侧。如果操作者已穿好手术衣,则应先铺近操作者一侧,再按顺序依次铺巾。铺好皮肤巾后,用手术切口无菌保护膜黏贴固定。在上、下方各加盖一条中单。取剖腹单,其开口对准切口部位,先展开上端(一般上端短,下端较长)遮住麻醉架。再展开下端,遮住患者足端。

4.注意事项

(1)铺巾时,助手未戴手套的手,不得碰撞器械护士已戴手套的手。

(2)铺巾前,应先确定手术切口的部位,铺巾外露切口部分的范围不可过大,也不可太窄小,行探查性手术时需留有延长切口余地。已经铺好的手术巾不得随意移位,如果必须移动少许,只能从切口部位向外移动,不能向切口部位内移,否则应更换手术巾,重新铺巾。

(3)铺切口周围小手术巾时,应将其折叠 1/4,使近切口部位有两层布。

(4)铺中、大单时,手不得低于手术台平面,也不可接触未消毒的物品以免污染。第一助手消毒铺巾后,手、手臂应再次消毒后才能穿手术衣、戴手套上台手术。

例:上腹部手术部位皮肤消毒后,手术区无菌巾铺盖顺序(图 1-1-29,1-1-30)。

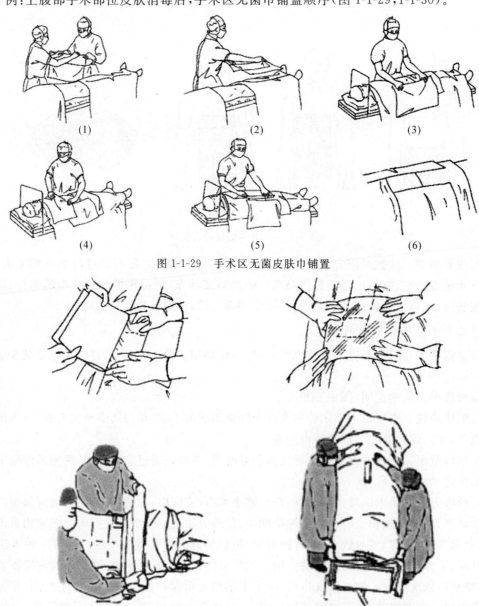

(1)　　　　　　　　　　(2)　　　　　　　　　　(3)

(4)　　　　　　　　　　(5)　　　　　　　　　　(6)

图 1-1-29　手术区无菌皮肤巾铺置

图 1-1-30　手术部位贴手术切口无菌保护膜与铺手术中单、剖腹单

五、器械台管理及手术配合

【目的】

为手术做好器械、敷料等物品准备,及时、准确传递器械,有利于手术顺利进行,术中严格遵守无菌操作原则,防止感染。

【用物】

器械桌、器械包、敷料包。

【操作步骤】

1.手术护士做好自身准备,洗手后把无菌包放于器械台上,用手打开包布,只接触包布的外面,由里向外展开,保持手臂不跨越无菌区。

2.用持物钳打开第二层包布。

3.铺在台面上的无菌巾至少4层,无菌单应下垂至台面30cm以下,将所需物品放置在器械台上,盖好无菌单。

4.器械护士洗手后,由巡回护士掀去无菌盖单,器械护士穿好无菌手术衣及戴好无菌手套后,将器械按使用先后顺序及类别整齐排列在器械台上。并与巡回护士共同清点器械、纱布、缝针等物品,巡回护士做好记录。

5.器械护士进行穿针线、传递器械、剪线和各种器械术中管理等操作。

6.关闭体腔前、体腔后再次清点器械、纱布、缝针等物品。

【注意事项】

1.明确无菌概念、建立无菌区域。腰以下、肩以上、腋下均视为有菌区。

2.保持无菌物品的无菌状态。无菌包破损、潮湿、可疑污染时均不得使用;手术中手套破损应及时更换等。

3.保护皮肤切口。切开和缝合皮肤前再次消毒;用无菌聚乙烯薄膜覆盖保护皮肤,防止切口被污染。

4.传递器械物品时迅速主动、准确无误,不在手术人员背后及头顶方向传递器械及手术用品,始终保持手术野、器械托盘及器械桌的整洁、干燥和无菌状态。

5.切除的任何组织、标本,做好标记,与主刀医生核对无误后交巡回护士保存。

六、三种常用手术基本操作(缝合法、剪线法、拆线法)

【目的】

熟悉外科常用缝合法、剪线法、拆线法,利于术中更好地配合手术操作。

【用物】

切开缝合板、手术刀、持针钳、缝针、缝线、组织镊、血管钳、线剪、拆线剪等。

【操作步骤】

(一) 缝合

1. 以单纯间断缝合为例,说明缝合的基本方法(图1-1-31,图1-1-32)。

(1)进针、出针:缝合时左手执有齿镊,提起组织边缘,右手执持针钳,用腕臂力由外旋进,顺针的弧度刺入组织,持针器从针后部顺势前推,从对侧穿出。

(2)拔针、拉线:用血管钳或持针钳夹住露出的针前端,顺针的弧度外拔,执有齿镊的左手改用中指、无名指、小指三指握有齿镊,留出的拇指和示指捏住针眼处的针和线,把线从组织拉出,留住一小段线尾,用于打结。

(3)打结:用手或持针钳或血管钳打结。

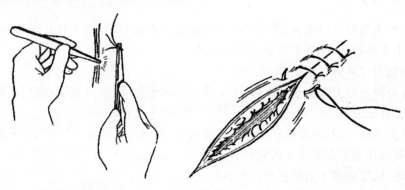

图1-1-31　缝合法　　　　　　　　　图1-1-32　单纯间断缝合

缝合的基本原则(注意事项):

(1)要保证缝合创面或伤口的良好对合,缝合应分层进行,按组织的解剖层次进行缝合,使组织层次严密,不要卷入或缝入其他组织,皮肤两侧要对齐,不要留残腔,防止积液、积血及感染。缝合的创缘距及针间距必须均匀一致。

(2)注意缝合处的张力:结扎缝合线的松紧度应以切口边缘紧密相接为准,不宜过紧。

(二) 剪线

剪线是将缝合或结扎后残留的缝线剪除。剪线方法是缝线打结完毕后,将双线或单线尾提起略偏向手术者的左侧,助手将剪刀微张开,顺线尾向下滑动至线结的上缘,再将剪刀向上倾斜45°左右,然后将线剪断(图1-1-33)。为了防止结扣松开,须在结扣外留一段线头,

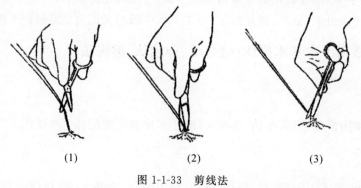

(1)　　　　　　　　　(2)　　　　　　　　　(3)

图1-1-33　剪线法

丝线留 1～2mm,肠线及尼龙线留 3～4mm。细线可留短些,粗线留长些;浅部留短些,深部留长些;结扣次数多的可留短些,次数少可留长些;重要部位应留长些。剪线应在明视下进行,一般由助手操作完成。

（三）拆线

拆线是指皮肤切口缝线的剪除,一切皮肤缝线均为异物,不论愈合伤口或感染伤口均需拆线。拆线的步骤如下:按一般换药方法进行创口清洁消毒后,用镊子夹起线头轻轻提起,用拆线剪尖插进线结下空隙,紧贴针眼,从由皮内拉出的部分将线剪断。向拆线的一侧将缝线拉出,动作要轻巧,如向对侧硬拉可能使创口拉开,且病人有疼痛感。再次清洁伤口后用无菌纱布覆盖创面(图 1-1-34)。

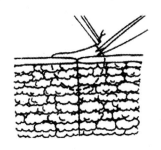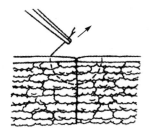

图 1-1-34　拆线法

第二章 手术前后常用护理技术

一、备 皮

【目的】

备皮是指针对拟行外科手术的患者在术前进行手术区域清洁的工作。备皮的目的是在不损伤皮肤完整性的前提下减少皮肤细菌数量,降低手术后切口感染率。

关于手术区域备皮问题,有关研究资料表明:剃毛可增加感染率,因为剃毛过程中常出现皮肤划痕,有助于细菌聚集。剃毛和手术间隔的时间越长(最长 24 小时),感染率越高。

故建议:备皮需在手术当天(术前 2 小时内)进行,而且备皮过程的执行应在手术室之外;备皮的重点以手术区域的清洁为主,只有当毛发确实会干扰手术时才需予以去除,而且建议使用手术剪、专用备皮器或脱毛剂去除毛发。

【操作准备】

1.评估

(1)了解手术方式,确定手术的部位及备皮范围。

(2)患者的病情、体位、自理能力、合作程度及心理状态。

(3)环境温度、光线及遮挡条件。

2.护士、物品及环境准备

(1)护士:着装整洁,洗手,戴口罩。

(2)物品:一次性备皮包,内含专用备皮器、液体皂、大棉签、治疗巾、消毒液、一次性薄膜(PE)手套、纱布等。

(3)环境:安静、舒适、整洁,有良好私密性。

【去除毛发的不同方法】

1.剃毛法 是传统的术前备皮方法,指术前以普通剃须刀剃除手术区域毛发。由于这种方法不仅会给患者造成疼痛等不适,而且增加了护士的工作量,最严重的是容易造成皮肤损伤及细菌移生,可增加术后感染率,目前临床上已摒弃。

2.化学脱毛法 是指术前使用脱毛乳剂代替临手术前湿剃的一种方法。

3.备皮器法 是一次性使用的专用备皮器去除毛发。通过上下两排刀头,贴近皮肤的一排不运动,而上排快速运动以达到剪切毛发的作用。使用备皮器进行备皮能够有效减少对表皮伤害的可能性,从而降低手术切口感染。

在显微镜下可以观察到使用不同的备皮方法,对毛根的残留及皮肤的完整性的影响。使用剃刀后,毛根为斜切面,皮肤可能有小的损伤;而使用化学脱毛剂后,毛发完全去除;使用备皮器,会残留较为完整的毛根,皮肤也可以保持完整性。

【注意事项】

1.备皮时间尽量靠近手术开始时间。

2.态度认真,动作轻柔、规范;关心体贴患者,注意对患者隐私的保护,不要过多暴露患者;必要时,请第三方在场。

3.注意尽量保持皮肤完整性,避免划伤皮肤。除非毛发妨碍手术操作,否则不用去除;如必须去除毛发,使用专用备皮器或者脱毛剂。

【操作流程】

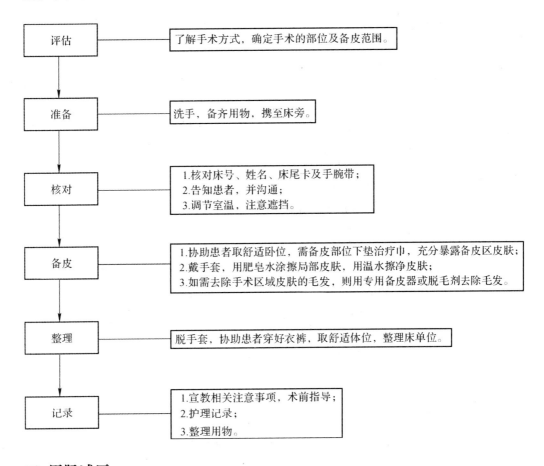

| 评估 | → | 了解手术方式,确定手术的部位及备皮范围。 |

| 准备 | → | 洗手,备齐用物,携至床旁。 |

| 核对 | → | 1.核对床号、姓名、床尾卡及手腕带;
2.告知患者,并沟通;
3.调节室温,注意遮挡。 |

| 备皮 | → | 1.协助患者取舒适卧位,需备皮部位下垫治疗巾,充分暴露备皮区皮肤;
2.戴手套,用肥皂水涂擦局部皮肤,用温水擦净皮肤;
3.如需去除手术区域皮肤的毛发,则用专用备皮器或脱毛剂去除毛发。 |

| 整理 | → | 脱手套,协助患者穿好衣裤,取舒适体位,整理床单位。 |

| 记录 | → | 1.宣教相关注意事项,术前指导;
2.护理记录;
3.整理用物。 |

二、胃肠减压

【目的】

胃肠减压是利用负压吸引原理,将胃肠道内积聚的内容物吸出,以降低胃肠道内压力的方法(图 2-1-1)。

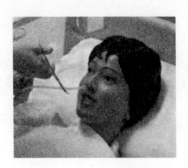 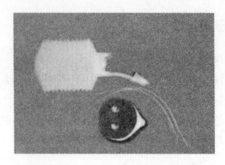

图 2-1-1 胃肠减压

【操作准备】

1.护士准备,洗手、戴口罩。

2.核对医嘱。到病人床前,解释操作目的和意义,取得合作。了解、评估病人身体状况、鼻腔情况。

3.用物准备:治疗盘、一次性胃管、石蜡油、手套、治疗巾、听诊器、治疗碗内盛生理盐水、纱布、棉签、胶布、负压引流袋、甘油注射器、污物杯。

【操作步骤】

1.携物品至病人床前,核对医嘱及病人。

2.向患者或家属解释。

3.戴手套。

4.插管前准备:

(1)取舒适卧位(平卧位、半卧位、坐位);

(2)垫弯盘或治疗巾于颌下;

(3)清洁鼻腔;

(4)检查胃管,测量插入胃管的长度并做好标记;

(5)石蜡油润滑胃管。

5.插胃管:

(1)经鼻腔插胃管至咽喉部约15cm时,嘱病人做吞咽工作(昏迷病人头部抬起,使下颌靠近胸骨柄),同时送入胃管 45～55cm 至胃内(发际到剑突的长度)。

(2)病人如出现呛咳、紫绀、呼吸困难,立即拔出胃管。

6.检查胃管是否在胃内,是否通畅,测量放置长度,固定。

7.调整减压装置,连接胃管与负压装置,妥善固定。

8.指导病人减压期间需要注意的问题。

9.用物处置,记录,洗手。

【注意事项】

1.指导减压期间禁食禁水,保持口腔清洁。

2.注意体位变化,防止刺激咽部及管道受压影响减压效果。

【操作流程】

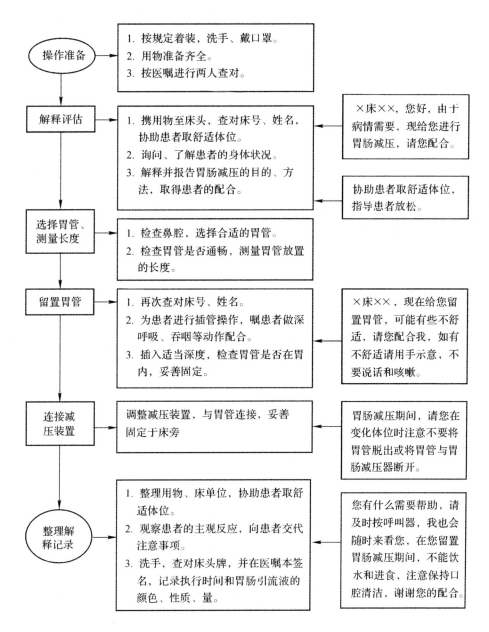

```
操作准备  →  1. 按规定着装，洗手、戴口罩。
              2. 用物准备齐全。
              3. 按医嘱进行两人查对。

解释评估  →  1. 携用物至床头，查对床号、姓名，     ←  ×床××，您好，由于
              协助患者取舒适体位。                     病情需要，现给您进行
              2. 询问、了解患者的身体状况。              胃肠减压，请您配合。
              3. 解释并报告胃肠减压的目的、方
              法，取得患者的配合。                  ←  协助患者取舒适体位，
                                                      指导患者放松。

选择胃管、 →  1. 检查鼻腔，选择合适的胃管。
测量长度      2. 检查胃管是否通畅，测量胃管放置
              的长度。

留置胃管  →  1. 再次查对床号、姓名。              ←  ×床××，现在给您留
              2. 为患者进行插管操作，嘱患者做深        置胃管，可能有些不舒
              呼吸、吞咽等动作配合。                    适，请您配合我，如有
              3. 插入适当深度，检查胃管是否在胃        不舒适请用手示意，不
              内，妥善固定。                            要说话和咳嗽。

连接减    →  调整减压装置，与胃管连接，妥善     ←  胃肠减压期间，请您在
压装置        固定于床旁                                变化体位时注意不要将
                                                      胃管脱出或将胃管与胃
                                                      肠减压器断开。

整理解    →  1. 整理用物、床单位，协助患者取舒     ←  您有什么需要帮助，请
释记录        适体位。                                及时按呼叫器，我也会
              2. 观察患者的主观反应，向患者交代        随时来看您，在您留置
              注意事项。                                胃管减压期间，不能饮
              3. 洗手，查对床头牌，并在医嘱本签        水和进食，注意保持口
              名，记录执行时间和胃肠引流液的            腔清洁，谢谢您的配合。
              颜色、性质、量。
```

三、普通引流管护理技术

【目的】

1.引流气体、液体(消化液、腹腔渗出液、脓液等)至体外,降低局部压力,减少黏连,促进愈合。

2.作检测、治疗途径。

【用物准备】

治疗车、治疗盘、血管钳1把、1次性引流袋1只、别针1只、污物筒1只、消毒碗2只(内置纱布1块、镊子1把)、5%PVP碘液、棉签、手套。

【操作步骤】

1. 戴口罩,洗手,戴手套。

2. 将所备用物放置治疗车上,推至病人床旁,向病人做好解释工作,安置病人体位(低半卧或平卧位),冬天关好门窗。

3. 检查伤口,暴露引流管,松开别针,注意保暖。

4. 检查无菌引流袋是否密封,过期。打开外包装,检查引流袋有无破损或管子扭曲,将引流袋挂于床沿,再将引流袋外包装垫在引流管接口下面。

5. 挤压引流管,用血管钳夹住引流管尾端上3～6cm处。

6. 用PVP碘棉签消毒引流管连接处,先以接口为中心,环行消毒,然后向接口以上及以下各纵形消毒2.5cm。

7. 用左手取消毒纱布捏住连接处的引流管部分,脱开连接处。

8. 再用PVP碘棉签消毒引流管的管口。

9. 连接无菌引流袋,松开血管钳,并挤压引流管,观察是否通畅。妥善放置引流袋,将引流管用别针固定于床单上。

10. 妥善安置病人。

11. 严格记录引流液量和性质。

12. 整理用物,记录。

【注意事项】

1. 严格无菌操作,保持引流袋位置低于引流部位,引流袋可1周更换1～2次(引流液有性状、颜色改变需每日更换)。

2. 保持引流管通畅,定时挤压,避免引流管折叠、扭曲。

3. 观察引流液的量、性状、色泽变化,与病情是否相符,每日记录,发现异常,及时与医生联系。

4. 引流管妥善固定,以防滑脱,病人活动时勿将引流管拉脱。

5. 负压引流瓶更换方法相同。

四、脑室引流护理技术

【目的】

脑室引流:是指经过颅骨钻孔或椎孔穿刺侧脑室,放置引流管,将脑脊液引流至体外。其主要目的是:①抢救因脑脊液循环通路受阻所致的颅内高压危急状态的病人,如枕骨大孔疝;②自引流管注入造影剂进行脑室系统的检查,注入同位素核素检查,以明确诊断及定位;注入抗生素控制感染;③脑室内手术后安放引流管,引流血性脑脊液,减轻脑膜刺激症状,预防脑膜脑黏连和蛛网膜黏连,以保持日后脑脊液正常循环及吸收功能;此外,引流术后早期还可起到控制颅内压的作用(见图 2-1-2)。

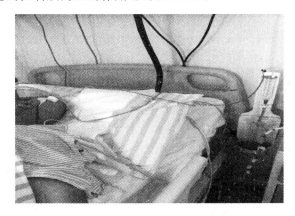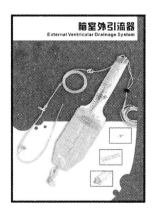

图 2-1-2 脑室引流图

【护理要点】

1.引流管的位置:待病人回病房后,立即在严格无菌的条件下连接引流袋,妥善固定引流管及引流袋,引流管开口需高于侧脑室平面 10~15cm,以维持正常的颅内压。

2.引流速度及量:术后早期尤因注意控制引流速度,若引流过快过多,可使颅内压骤然降低,导致意外发生。因此,术后早期应适当将引流袋挂高,以减低流速,待颅内压力平衡后再放低。此外,因正常脑脊液每日分泌 400~500ml,故每日引流量以不超过 500ml 为宜;颅内感染病人因脑脊液分泌增多,引流量可适当增加,但同时应注意补液,以避免水电解质平衡。

3.保持引流通畅:引流管不可受压、扭曲、成角、折叠,应适当限制病人头部活动范围,活动及翻身时应避免牵拉引流管。注意观察引流管是否通畅,若引流管内不断有脑脊液流出、管内的液面随病人呼吸、脉搏等上下波动多表明引流管通畅;若引流管内无脑脊液流出,应查明原因并通知医生处理。

4.观察并记录脑脊液的颜色、量及性状:正常脑脊液无色透明,无沉淀,术后 1~2 天脑脊液可略呈血性,以后转为橙黄色。若脑脊液中有大量血液,或血性脑脊液的颜色逐渐加深,常提示有脑室内出血。一旦脑室内大量出血,需紧急手术止血。脑室引流时间一般不宜超过 5~7 天,时间过长有可能发生颅内感染。感染后的脑脊液混浊,呈毛玻璃样或有絮状物,病人有颅内感染的全身及局部表现。

5.严格遵守无菌操作原则:每日定时更换引流袋时,应先夹闭引流管以免管内脑脊液逆流入脑室,注意保持整个装置无菌,必要时作脑脊液常规检查或细菌培养。

6.拔管:开颅术后脑室引流管一般放置 3~4 天,此时脑水肿期已过,颅内压开始逐渐降低。拔管前一天应试行抬高引流袋或夹闭引流管 24h,以了解脑脊液循环是否通畅,是否有颅内压再升高的表现。若病人出现头痛、呕吐等颅内压增高的症状,应立即放低引流袋或开放夹闭的引流管,并告知医师。拔管时应先夹闭引流管,以免管内液体逆流入脑室引起感染。拔管后,切口处若有脑脊液漏出,也应告知医师妥善处理,以免引起颅内感染。

五、胸膜腔闭式引流术护理

【目的】

排出胸膜腔内气体、液体、重建负压,使肺复张(见图 2-1-3)。

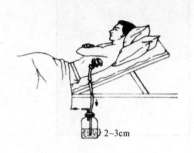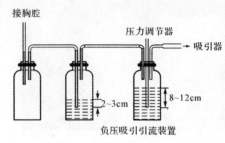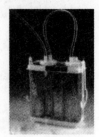

图 2-1-3　胸腔引流装置示意图

【用物准备】

治疗车、治疗盘、一次性胸腔引流装置、弯盘 2 只(内装无齿镊 2 把、PVP 碘棉球 4 只、消毒纱布 1 块)、血管钳 2 把、外用生理盐水、开瓶器、胶布、别针、污物筒。

【操作步骤】

1. 戴帽子、口罩,洗手。

2. 在治疗室内检查封瓶包消毒日期,打开水封瓶包,检查水封瓶有无破损。

3. 连接水封瓶引流管。

4. 向瓶内倒入无菌生理盐水至相应刻度处,长管置液面下 2～3cm,检查水封瓶的密闭性。

5. 将所备用物放置治疗车上,治疗车推至病人床旁,向病人解释取得合作。

6. 正确放置引流瓶。瓶内液面低于胸腔引流管出口处 60～100cm。

7. 检查伤口,用两把血管钳夹住胸腔引流管近端,暴露胸腔引流管接口处。

8. 消毒接口处,并正确无菌连接引流管。

9. 检查引流装置是否正确,放开血管钳,挤压胸腔引流管,观察水封瓶内水注波动情况。

10. 妥善固定,安置病人,整理用物。记录引流液量、色、性状。

【注意事项】

1. 严格无菌操作,水封瓶每日更换。

2. 任何情况下引流瓶不能高于病人胸部。

3. 要避免引流管受压、折曲、滑脱及阻塞,保持引流通畅。

4. 要保持引流系统密封,胸壁伤口在引流管周围要用凡士林纱布包盖严密。如水封瓶破损,要立即夹住引流管,另换水封瓶。

5. 如病人呼吸改善,引流管无气体排出,24h 引流液少于 50ml,脓液少于 10ml,肺完全复张,可考虑拔管。

6. 拔管后要观察病人有无气急情况,皮下气肿或气胸。

六、胆道 T 型引流管护理技术

【目的】

1.引流胆汁,减轻胆道压力。
2.支撑胆管,防止胆管狭窄。

【护理措施】

1.妥善固定,防止滑脱,胆汁性腹膜炎患者手术回病房后,立即将 T 型管接无菌引流袋,并用曲别针固定床旁,保持引流管通畅,勿将引流管扭曲、受压。如有泥沙样结石或蛔虫阻塞时,应用无菌盐水缓慢冲洗,勿加压冲洗。

2.保持无菌,防止逆行感染每天更换引流袋,并检查有无破损,注意无菌操作,平卧时引流袋应低于腋中线,防止胆汁逆流造成逆行性感染。

3.观察记录胆汁引流液颜色、性质、量,有无鲜血或碎石等沉淀物,同时注意观察体温及腹痛情况、大小便颜色及黄疸消退情况。一般术后 24h 内 T 型管引流量约 300~500ml,呈黄色或黄绿色、清亮,胆汁引流量逐渐减少。

4.T 型管周围皮肤的护理。每日清洁消毒 T 型管周围皮肤 1 次,并覆盖无菌纱布,如有胆汁渗漏,应及时更换纱布,并局部涂氧化锌软膏保护。应严格按医嘱应用抗生素,控制感染。

5.拔管护理:一般术后 12~14 天拔除 T 型引流管,其拔管指征为:黄疸消退、无腹痛、无发热、大小便正常、胆汁引流量逐渐减少,颜色呈透明黄色或黄绿色,无脓液、结石、无沉渣及絮状物,可考虑拔管。拔管前在 X 线下经 T 管行胆道造影,了解胆道下端是否通畅,若胆道通畅,可夹管 3 天;若无发热、腹痛、黄疸,即可拔除 T 型管。拔管后 1 周内,应警惕胆汁外漏,甚至发生腹膜炎,观察体温和有无黄疸和腹痛发作,及时处理。

6.观察患者全身情况:胆道疾病术后患者的营养支持,早期以胃肠外营养为主,静脉输入水电解质、氨基酸等改善全身营养状况,鼓励患者早期活动,促进胃肠蠕动恢复,防止肠黏连。胃肠功能恢复有肛门排气、排便后,指导患者采用少量多餐的方式进食高蛋白、高热量、富含维生素易消化的低脂饮食。

【注意事项】

1.注意病人生命体征及腹部体征的变化,如有发热、腹痛,提示有感染或胆汁渗漏可能,应及时报告医生。

2.保持引流管通畅,经常挤压引流管,检查有无扭曲或受压,有无血块、泥沙样结石填塞,如有应及时妥当处理,必须立即接好引流管,继续引流 2~3 天,以减少继发感染;如无造影条件,在拔管前通常先将引流管夹闭 2~3 天,病人无不适症状,体温正常,一般 T 型管引流至少两周后才可拔除。

胆道 T 型引流管(A 标记)、腹腔引流管(B 标记)见图 2-1-4 所示:

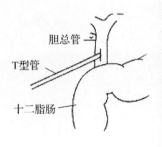
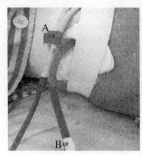
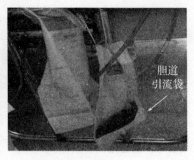

胆总管

T型管

十二脂肠

A

B

胆道引流袋

图 2-1-4 胆道 T 型引流管和腹腔引流管

七、伤口负压引流护理

【目的】

手术中创面渗出较多或有空腔存在时,放置负压引流管可将残存或渗出的液体或气体引出,防止血肿形成,避免切口感染(图 2-1-5)。

【适应证】

甲状腺大部分切除术、乳腺癌根治术、人工关节置换术、骨折内固定术、颅脑手术等术后病人。

【操作准备】

1.操作者准备:洗手,戴口罩和帽子。

2.物品准备:2.5%碘伏、75%乙醇或安尔碘,棉签,量杯,带套止血钳,大别针,一次性手套。

3.病人准备:摆好体位,暴露引流管以便于操作。

【伤口负压引流液倾倒操作程序】

1.引流管下垫棉垫,以预防操作中沾污床单。

2.倾倒引流液:用带套止血钳夹住引流袋管;一手将引流球底部塞子打开,另一手持量杯,将引流液挤出。

3.消毒引流球管口部位:用碘伏、乙醇或安尔碘棉签消毒引流球管口及外周。

4.恢复负压吸引:挤压引流球为负压,将引流球塞子塞上后才能松开止血钳。

5.用物处理:将引流液倒入专用下水道或消毒液浸泡处理;将引流袋毁形后集中处理;血管钳等用消毒液浸泡。

6.记录倾倒出的引流液的颜色、性质和量。

【注意事项】

1.病人卧床时用别针将引流管固定于床旁,起床时固定于上衣上,以防引流管被牵拉脱出。

2.保持引流管通畅,防止其受压、扭曲或打折,促进引流液流出。

3.密切观察和记录引流液的颜色、量、性质。

4.倾倒引流液时要严格执行无菌操作。

5.负压引流管应保持负压状态。若引流管外形无改变,但未闻及负压抽吸声,应观察连接是否紧密,压力调节是否适当。

6.如有引流液颜色、性状或量改变,伤口疼痛和体温升高等异常情况,及时通知医师并观察病人生命体征变化。

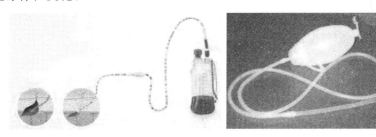

图 2-1-5　伤口负压引流装置

八、更换人工造口袋护理技术

【目的】

1.学会人工造口的护理及造口袋的更换方法。

2.帮助患者掌握更换造口袋的护理方法。

【用物准备】

1.治疗盘、消毒碗 2 只(内置纱布 1 块、镊子 1 把)、手套。

2.造口量度表,剪刀,一次性人工造口袋。

【操作步骤】

1.评估患者

(1)评估患者对造口接受程度及造口护理知识了解程度。

(2)评估造口类型及造口情况。

2.操作要点

(1)协助患者取舒适卧位,必要时使用屏风遮挡。

(2)由上向下撕离已用的造口袋,并观察内容物。

(3)温水清洁造口及周围皮肤,并观察周围皮肤及造口的情况。

(4)用造口量度表量度造口的大小、形状。

(5)绘线,做记号。

(6)沿记号修剪造口袋底盘,必要时可涂防漏膏、保护膜。

(7)撕去粘贴面上的纸,按照造口位置由下而上将造口袋贴上,夹好便袋夹。

3.指导患者

(1)向患者解释利用造口袋进行造口管理的重要性,强调患者学会操作的必要性。

(2)向其介绍造口特点以减轻恐惧感,引导其尽快接受造口的现实而主动参与造口自我管理。

【注意事项】

1.护理过程中注意向患者详细讲解操作步骤。

2.更换造口袋时应当防止袋内容物排出污染伤口。

3.撕离造口袋时注意保护皮肤,防止皮肤损伤。

4.注意造口与伤口距离,保护伤口,防止污染伤口。

5.贴造口袋前一定要保证造口周围皮肤干燥。

6.造口袋裁剪时与实际造口方向相反,不规则造口要注意裁剪方向。

7.造口袋底盘与造口黏膜之间保持适当空隙(1~2mm),缝隙过大粪便刺激皮肤易引起皮炎,过小底盘边缘与黏膜摩擦将会导致不适甚至出血。

8.如使用造口辅助用品应当在使用前认真阅读产品说明书,如使用防漏膏应当按压底盘 15~20min。

9.教会患者观察造口周围皮肤的血运情况,并定期手扩造口,防止造口狭窄。

一件式造口袋,见图 2-1-6 所示。

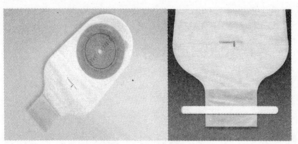

图 2-1-6　一件式造口袋

二件式造口袋的佩戴,见图 2-1-7 所示。

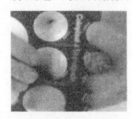 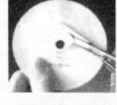 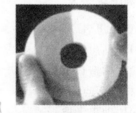

(1) 清洗造口后,使用造口卡尺测量造口大小　　(2) 根据测量好的造口大小进行裁剪,直径比造口大 1~2cm　　(3) 撕开保护纸

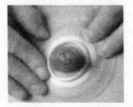 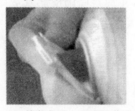 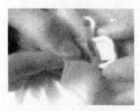

(4) 将造口底盘从下到上平整粘贴在皮肤上并用手轻压　　(5) 佩戴袋子,四点操作法　　(6) 两指捏紧锁扣,听见"咔哒"声,证明袋子已经安全地装在了底盘上

图 2-1-7　二件式造口袋

九、膀胱冲洗术护理

【目的】

1.使尿液引流通畅。

2.治疗某些膀胱疾病,预防膀胱感染。

3.清除膀胱内的血凝块、黏液、细菌等异物。前列腺及膀胱手术后预防血块形成。

【用物准备】

无菌冲洗液、输液器、换药碗、Y型管、纱布两块、PVP碘、棉签、血管钳,冲洗液温度38～40℃。

【操作步骤】

1.核对医嘱、床号、姓名、药物。

2.洗手,戴口罩。

3.携用物至床边,核对床号、姓名。

4.解释,取得患者合作。

5.评估患者:

(1)全身情况:病情,意识,自理能力及合作情况。

(2)局部情况:尿液的性状、颜色,有无尿频、尿急、尿痛、膀胱憋尿感,是否排尽尿液及尿管通畅情况。

6.将膀胱冲洗液悬挂在输液架上,排气,关紧开关。

7.消毒导尿管及连接口。

8.将冲洗管与冲洗液连接,"Y"型管一头连接冲洗管,另外两头分别连接导尿管和尿袋。

9.先引流尿液使膀胱排空,再夹紧引流管,打开冲洗管,根据医嘱调节冲洗速度。溶液流入膀胱内约200～300ml或患者有尿意感时,再夹住冲洗管,打开尿袋,排出冲洗液。如此反复进行,直至流出液澄清为止。

10.在持续冲洗过程中,观察患者的反应及冲洗液的量及颜色,评估冲洗液入量和出量,膀胱有无憋胀感。

11.冲洗完毕,取下冲洗管,消毒导尿管口,接尿袋。妥善固定,位置低于膀胱,以利于引流尿液。

12.协助患者取舒适卧位,整理床单位。

【注意事项】

1.严格执行无菌操作,防止医源性感染。

2.冲洗时若患者感觉不适,应减慢冲洗速度及量,必要时停止冲洗,密切观察,若患者感到剧痛或引流液中有鲜血时,应停止冲洗,通知医生处理。

3.冲洗时,冲洗液瓶内液面距床面约60cm,以便产生一定的压力,利于液体流入,冲洗速度根据流出液的颜色进行调节。一般为 80～100 滴/min；如果滴入药液,须在膀胱内保留 15～30min 后再引流出体外,或根据需要延长保留时间。

4.寒冷气候,冲洗液应加温至 35℃左右,以防冷水刺激膀胱,引起膀胱痉挛。

5.冲洗过程中注意观察引流管是否通畅。

膀胱冲洗装置见图 2-1-8 所示。

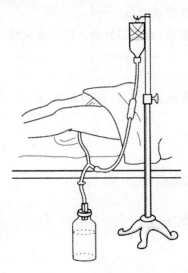

图 2-1-8　膀胱冲洗装置

十、换药

【目的】

观察伤口,引流清除伤口分泌物,去除坏死组织,促进肉芽组织生长,使伤口尽快愈合。

【用物】

无菌治疗碗 2 只,内置无齿镊 2 把,乙醇和盐水棉球若干,分放一只治疗碗两侧,无菌纱布若干。另准备好胶布、绷带、棉签、治疗巾等。根据需要备引流物或湿敷药物纱布、血管钳、手术刀、手术剪及探针。

【操作步骤】

1.操作者戴好口罩、帽子,洗手。

2.向病人解释,必要时周围屏风进行遮挡,协助取舒适体位并保暖。

3.取下敷料:揭去胶布,先用手取下外层敷料,再用镊子取下内层敷料(如内层敷料粘贴在伤口上,应用生理盐水将敷料浸湿后再揭除敷料),取下敷料放在弯盆内,沾有脓血一面应向上。

4.伤口的清洁、消毒和处理:首先用 70%酒精棉球由内向外消毒伤口周围皮肤,感染伤口由外向内消毒,再用生理盐水棉球沾吸除去伤口内分泌物及脓液,由中央到边缘,用剪刀去除伤口内异物、坏死组织等。根据需要创面用药、伤口冲洗或置放引流物。

5.覆盖无菌敷料并包扎固定:先用凡士林纱布或其他纱条覆盖创面,再用干纱布覆盖,擦去胶布痕迹,以胶布固定敷料。必要时以绷带或多头带包扎固定。

6.换药后处理:安置好病人,妥善处理污物,如消毒或焚烧。器械类予以药液浸泡消毒后洗涤,灭菌后备用。洗手后做好换药情况记录。

【注意事项】

1.严格遵守无菌操作原则。避免医源性感染或交叉感染。

2.根据伤口情况安排换药顺序。先换清洁伤口,再换污染伤口,最后换感染伤口。特异性感染伤口,如破伤风、气性坏疽等感染伤口应专人换药,用过器械单独消毒、灭菌,换下的物品立即焚化。

3.换药动作轻柔,注意保护健康肉芽组织和上皮,冬天注意保暖。

4.观察伤口变化情况,合理选择引流物。

5.换药时间依伤口情况和分泌物多少而定。一期缝合伤口术后2～3天换药一次,如无感染至拆线时再换药;分泌物不多,肉芽组织生长良好的伤口,每日或隔日换药1次;脓性分泌物多,感染重的伤口,每日1次或数次。

十一、包扎技术

(一)绷带包扎法

【目的】

保护伤口,敷料夹板固定,加压包扎止血,固定肢体。

【用物】

小托盘内放绷带卷、胶布,必要时备剪刀。

【操作步骤】

1.洗手,戴口罩,准备用物。

2.向病人解释。

3.病人采取舒适体位,扶托肢体。

4.用宽度适宜的绷带从远心端向近心端方向包扎。

5.包扎时,绷带应平整,开始与终了时应环形固定两周。

6.后一周应遮盖前一周1/2或2/3,充分固定。

7.包扎完毕,用胶布或撕开尾带打结固定。

8.指导病人包扎后注意事项。

9.整理用物,洗手。

【注意事项】

1.病人取舒适坐位或卧位,扶托肢体,并保持功能位置。

2.肢体隆突处或凹陷处,如内外踝、腋窝及腹股沟等处,应垫好衬垫。

3.选择宽度合适的绷带卷。绷带潮湿或污染均不宜使用。

4.包扎四肢应从远心端开始,指(趾)端尽量外露,以便观察循环及神经功能。

5.包扎时应用力均匀,松紧适度,动作轻快。要求牢固、美观、舒适、整洁。

【基本包扎法】

1.环形法　在原处环形重叠缠绕,后一周完全压住前一周。多用于开始及终止包扎时。

2.蛇行法　斜形环绕包扎,每周互不遮盖,用于临时简单固定敷料或夹板。

3.螺旋形法　螺旋状缠绕,后一周遮盖前一周的 1/2 或 2/3 左右,用于上臂、大腿、躯干、手指等径围相近的部位,多用于躯干和四肢。

4.螺旋反折形法　在螺旋形的基础上每周反折成等腰三角形,每次反折处需对齐以保持美观。用于包扎径围不一致的小腿和前臂。

5.回反形法　自正中开始,来回向两侧回反,直至包没头顶。用于包扎头顶和残肢端。

6."8"字形法　按"8"字的书写径路包扎,交叉缠绕。用于包扎肘、膝关节、腹股沟、肩、足跟、足背、手指手掌等处。(见图 2-1-9 所示)

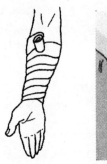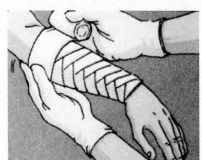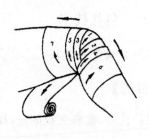

图 2-1-9　螺旋形、螺旋反折形与"8"字形包扎法图解

(二)腹带包扎法

【目的】

适用于普外科病人腹部手术后的包扎固定,减轻腹部切口张力,具有固定稳固、实用等优点。腹水病人腹腔穿刺大量放液后,亦需束以多头腹带,以防腹压骤降,内脏血管扩张引起血压下降或休克。

【操作前准备】

1.操作者准备:着装整齐,仪表端庄,洗手,戴帽子、口罩,核对医嘱。

2.用物准备:治疗车,腹带(又称多头带)(见图 2-1-10),棉垫或小毛巾。

3.病人准备:评估病人病情,如心理状态、合作程度等。

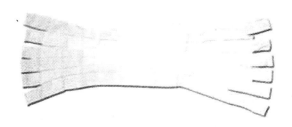

图 2-1-10　常用腹带

【操作程序】

1.操作者把腹带置于病人的腰背下,再把腹带的两侧带脚展开。

2.操作者按照腹带带脚重叠的顺序逐一将带脚贴紧腹部包扎,使带脚互相交错压住。

3.交错方向须根据具体情况而定,如伤口在下腹部时,应由下而上进行包扎,伤口在上腹部时由上而下地进行包扎。所以,放置腹带时要根据伤口的位置确定包扎的方向。

4.将最后一对带脚打结固定。

【注意事项】

1.包扎的松紧度要适宜。

2.腹带打结处应避开伤口所处的位置。

(三)胸带包扎法

【操作前准备】

1.操作者准备:着装整齐,仪表端庄,洗手,戴帽子、口罩,核对医嘱。

2.用物准备:治疗车,胸带(又称多头带)(图 2-1-11),棉垫或小毛巾。

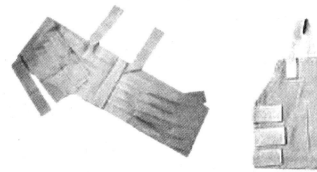
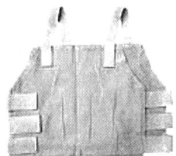

图 2-1-11　常用胸带

3.病人准备:评估病人病情,如心理状态、合作程度等。

【操作程序】

1.选择合适规格的胸带,根据病人病情,嘱其平卧或半卧位,将胸带放于病人胸背部下方(带有肩带的一边向上),展开两侧的带脚。

2.将肩带带脚经颈部的两侧转到胸前,将两端带脚顺其重叠顺序逐一交互折叠,并压住其中一个肩带,包扎松紧度适宜。根据病人情况,可适当添加衬垫物(如棉垫、小毛巾),避免压疮发生。

3.将胸带肩上的另外一根带和被压住的一个肩带打结(打结处注意避开伤口)。

4.包扎时注意观察病人呼吸动度、呼吸音、触觉语颤,鼓励病人做深呼吸或咳嗽运动,以判断胸带包扎舒适度。

5.整理用物,洗手。

【操作后护理】

1.协助病人取舒适体位。注意观察病人生命体征,有无呼吸困难、发绀等。

2.定期查看胸带固定部位皮肤,避免形成压疮。

3.指导病人做深呼吸或咳嗽运动,防止肺部感染的发生。

十二、肠内营养护理

【肠内营养管饲途径分类】

1.无创置管技术(鼻胃/肠管)

(1)鼻胃管:单腔、多腔;

(2)鼻十二指肠管:螺旋管,重力管;

(3)鼻空肠管:单腔、多腔。

2.有创置管技术

(1)微创(内镜下)消化道造口技术:胃造口(含经胃造口空肠置管);十二指肠造口;空肠造口;

(2)手术造口技术:胃造口;空肠造口;腹腔镜下空肠造口。

【肠内营养的输注方法】

一般病人对肠内喂养都需经过一段适应期,才能耐受全浓度和全量。投给方法有以下几种:

1.一次投给:此法主要用于胃内营养喂养,每次 200、400ml,每日 6、8 次。一次投给的优点是不受连续输注的约束,有类似于正常膳食的间隔,但因肠内容量限制,不适用于肠内喂养。

2.间歇输注:将配制的膳食置于塑料袋或玻璃瓶内,经输液管与喂养管相连。依靠重力和输液泵缓缓滴注(30ml/min),每次持续 30～60min,每次 250～500ml,每日 4～6 次。其优点为较连续输注有更多的活动时间,也有类似正常膳食的间歇时间。

3.连续输注:装置与间歇输注相同。开始一般用等渗液,速度为 25～50ml/h。如能耐受,则增加速度,以每 8～12h 递增 25ml/h 的速度增加用量,然后增加浓度,速度和浓度不可同时增加,对不耐受者可将浓度和速度减至耐受水平,再逐渐增加,每次加量需有一定的适应期。输液泵比重力滴注好,滴速恒定,但需每小时检查滴速一次,滴注一般为每日 16～24h 连续匀速滴注,也有人采用夜间滴注法。

【注意事项】

1. 严格无菌技术；

2. 根据病人病情由低、少、慢开始，逐步增加；

3. 避免配制好的溶液被细菌污染和变质；

4. 口服温度为 37℃，鼻饲或经造瘘口注入温度 41～42℃；

5. 滴注前后用温开水冲洗管腔；

6. 滴注过程中应经常巡视病人；

7. 定期检查血糖、尿糖、电解质、肝功能等；

8. 停用时要逐渐减量。

【健康教育】

向病人进行管喂饮食的目的、操作过程的讲授。讲授鼻饲喂食时应注意的事项，喂食的温度、量、胃管的冲洗、卧位等。介绍胃管更换的知识，鼻饲后有无不适反应及喂食的时间等。

鼻肠管连续输注，见图 2-1-12 所示。

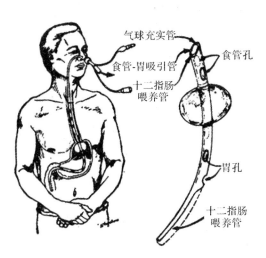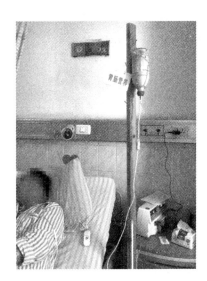

图 2-1-12　鼻肠管连续输注示意

【操作流程】

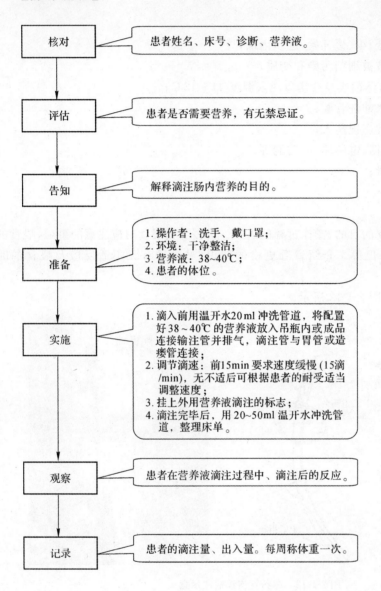

核对 —— 患者姓名、床号、诊断、营养液。

评估 —— 患者是否需要营养，有无禁忌证。

告知 —— 解释滴注肠内营养的目的。

准备 ——
1. 操作者：洗手、戴口罩；
2. 环境：干净整洁；
3. 营养液：38~40℃；
4. 患者的体位。

实施 ——
1. 滴入前用温开水20ml冲洗管道，将配置好38~40℃的营养液放入吊瓶内或成品连接输注管并排气，滴注管与胃管或造瘘管连接；
2. 调节滴速：前15min要求速度缓慢（15滴/min），无不适后可根据患者的耐受适当调整速度；
3. 挂上外用营养液滴注的标志；
4. 滴注完毕后，用20~50ml温开水冲洗管道，整理床单。

观察 —— 患者在营养液滴注过程中、滴注后的反应。

记录 —— 患者的滴注量、出入量。每周称体重一次。

第三章　外科护理操作评价标准

术前洗手、穿手术衣、戴无菌手套操作评分标准

班级＿＿＿＿＿　姓名＿＿＿＿＿＿　学号＿＿＿＿＿　得分＿＿＿＿＿

项　目	操　作　要　点	分　值	得　分
准备 (5分)	一般准备：戴好口罩、帽子、剪短指甲、摘去手表等饰物（进入手术室之前修剪指甲、锉平甲缘、清除指甲上的污垢，刷手衣要求内衣不能外露，上衣装在裤子内，帽子完全遮住头发，口罩完全遮住口鼻，进出洁净区应注意随手关门）。	3分	
	物品准备：洗手液、擦手巾（干手机）、手消毒液、无菌手术包、手套。	2分	
操作 质量 标准 (85分)	流动水冲洗双手、前臂和上臂下1/3（大于肘上10cm），冲洗时让水由指尖流向手臂。	3分	
	取适量洗手液按七步洗手法清洗双手、前臂和上臂下1/3。		
	七步洗手法： 1.双手掌心相对，手指并拢，相互揉搓； 2.手心对手背沿指缝相互揉搓，交互进行； 3.掌心相对，双手交叉沿指缝相互揉搓； 4.右手握住左手大拇指旋转揉搓，交互进行； 5.弯曲手指使关节在另一掌心旋转揉搓，交互进行； 6.将五个手指尖并拢放在另一掌心旋转揉搓，交互进行； 7.洗手腕、手臂：搓洗手腕、手臂，达肘上6cm，双手交换进行(60s)。 前六步每一步不少于10s，特别注意指甲缘、甲沟、指蹼、手腕、肘部等皱褶处。	12分	
	流动水冲洗双手、前臂和上臂下1/3（大于肘上10cm），冲洗时让水由指尖流向手臂。	3分	
	擦手（亦可用干手机烘干），方法如下： 1.抓取小毛巾先将手擦干（抓取毛巾时手不可触及下面的毛巾）； 2.将毛巾折成三角形由手腕至上臂擦干手臂，不得回擦； 3.翻转毛巾仍成三角形同法擦干另一侧手臂。	6分	
	取2ml爱护佳消毒液于掌心，以另一手的五指尖涂抹均匀后，涂在另一手的手臂至肘上6cm处。	5分	
	同法再涂抹消毒另一手臂至肘上6cm。	5分	
	取2ml爱护佳消毒液于掌心，以七步洗手法消毒手部至腕部。	7分	
	双手保持手指朝上，肘部抬高外展，悬空举在胸前，晾干消毒液后，进入手术间，待穿手术衣。	4分	
	从已打开无菌手术包内取出无菌手术衣，双手抓住衣领两角内侧，里面朝向自己，找宽敞处将其充分抖开，看准袖筒入口，向上轻抛，双手迅速伸进衣袖，两臂向前平举伸直，由巡回护士进一步系好领部系带。	10分	

续表

项　目	操　作　要　点	分　值	得　分
操作质量标准（85分）	将手术衣衣袖包住双手取无菌手套,双手不得与手套直接接触。	5分	
	将左手手套口套住左侧衣袖口,左手伸出衣袖,各手指尽量深地插入相应指筒末端,戴好左侧手套。用已戴手套的左手指插入右侧手套口反折部之下,将右侧手套口套住右侧衣袖口,右手伸出衣袖,各手指尽量深地插入相应指套末端,戴好右侧手套。	15分	
	双手各提起腰带一头,由器械护士将腰带传递给术者自己系扎。	5分	
	穿好手术衣后,双手置于胸前,避免触碰周围的人或物。不可将手置于腋下、上举过肩或下垂低于腰部。	3分	
	用消毒外用生理盐水洗净手套外面的滑石粉。	2分	
注意事项	1.六步洗手法操作规范; 2.穿无菌手术衣,戴无菌手套操作熟练; 3.达到消毒目的,培养无细菌生长; 4.注意无菌观念。	10分	

胃肠减压术评价标准

班级＿＿＿＿＿　姓名＿＿＿＿＿＿　学号＿＿＿＿＿　得分＿＿＿＿＿

项　　目	评分细则	分　值	评分标准	扣　分	得　分
操作前准备	1. 护士准备：着装整洁，洗手，戴口罩。	5	衣帽不整齐，戴首饰、穿响底鞋，未洗手，不戴口罩，发现一处扣1分。		
	2. 病人准备：交流、解释，取得合作；取下义齿。	5	未交流、解释扣3分，未取下义齿扣2分。		
	3. 用物准备：治疗盘、胃管、石蜡油棉签、治疗巾、治疗碗、弯盘、50ml注射器、镊子、听诊器、胃肠减压器、纱布、棉签、胶布。	5	用物不齐，缺一项扣1分。		
	4. 环境准备：环境安静、舒适。	5	环境嘈杂不舒适扣5分。		
操作方法及程序	1. 沟通、交流、解释，缓解病人恐惧紧张等情绪。	5	未沟通交流以消除病人恐惧心理扣5分。		
	2. 取下义齿防止脱落、误咽。	5	未取下义齿扣5分。		
	3. 检查减压装置是否有效。	5	未检查减压装置扣5分。		
	4. 测量应插的长度，并做一标记，选择合适的胃管。	5	未测量插入深度扣5分。		
	5. 选择一侧鼻腔，用棉签清洁鼻腔。	5	未观察鼻腔扣2分，未清洁鼻腔扣3分。		
	6. 润滑胃管，当胃管进入约14cm达咽喉部时，嘱病人做吞咽动作，当病人吞咽时顺势将胃管向前推进，插入深度适宜（成人45～55cm，婴幼儿14～18cm）。	10	未润滑胃管扣2分。未嘱病人吞咽扣3分。深度不适宜扣5分。		
	7. 检查胃管是否在胃内，连接减压装置。	10	未证明胃管在胃内扣10分。		
	8. 观察记录引流液的颜色、性质、量。	5	未观察记录不得分。		
	8. 禁食，每日口腔护理两次。	5	未按要求做口腔护理扣5分。		
	9. 整理床单元，清理用物。	5	未整理床单扣3分，未清理用物扣2分。		
结果评价	1. 操作熟练，达到目的。	5	操作时间大于10分钟为不熟练扣5分。		
	2. 关心、爱护、尊重病人。	5	未关心、爱护病人扣5分。		
	3. 用物、污物处置恰当。	5	用物、污物处置不当扣5分。		
	4. 了解病情，应答切题流畅。	5	不了解病情扣2分，应答一处错误扣1分。		

脑室引流的护理操作标准

班级＿＿＿＿＿　姓名＿＿＿＿＿＿　学号＿＿＿＿＿＿　得分＿＿＿＿＿＿

项　目	实施要点	分　值	扣　分
操作 准备 （10分）	1.护士准备：衣帽整洁、洗手、戴口罩。	5	
	2.用物准备：密闭式无菌引流袋、止血钳、胶布、无菌蒸馏水、别针。	5	
评估 患者 （10分）	1.评估患者病情、生命体征。	5	
	2.询问患者有无头痛等主观感受	5	
操作 要点 （65分）	1.患者回病房后，将用物携至患者床旁，在无菌条件下连接引流装置。向陪护人员讲解引流的重要性及注意事项，以取得合作。	10	
	2.引流袋悬挂于床头，引流管开口需高出侧脑室平面10～20cm，以维持正常颅内压。	10	
	3.保持整个引流装置及管道的清洁和无菌，各接头处用无菌敷料包裹。如有渗血、渗液及时更换保持无菌干燥。	10	
	4.观察意识、瞳孔、生命体征的变化。	5	
	5.观察引流管是否通畅。严密观察脑脊液引流量、颜色、性质及引流速度。	5	
	6.保持引流通畅，穿刺部位干燥，引流系统的密闭性。	5	
	7.每日更换头部无菌治疗垫巾，并在无菌操作下更换引流袋，记录引流液颜色、性质和量。	10	
	8.患者体位舒适。	5	
	9.整理物品、洗手、记录。	5	
指导 患者 （10分）	1.指导患者按要求卧位。保持伤口敷料清洁，不可抓挠伤口。	5	
	2.引流袋位置不能随意移动。	5	
提问 （5分）	目的： 1.保持引流通畅。 2.防止逆行感染。 3.便于观察脑室引流液性状、颜色、量。 注意事项： 1.患者头枕无菌治疗巾。 2.搬动患者时先夹闭引流管，待患者安置稳定后再打开引流管。 3.翻身时避免引流管牵拉、滑脱、扭曲、受压。 4.精神症状、意识障碍者应当约束。 5.引流不畅时，告知医师。	5	

胸腔闭式引流的护理操作标准

班级_____姓名_____学号_____得分_____

项　目	实施要点	分　值	扣　分
操作 准备 (10分)	1.护士准备:衣帽整洁、洗手、戴口罩。	5	
	2.用物准备:治疗卡、无菌胸腔引流瓶、橡皮管、玻璃接管、止血钳2把、胶布、无菌生理盐水、别针。	5	
评估 患者 (10分)	1.评估患者病情、生命体征。	5	
	2.评估胸腔引流情况。	5	
操作 要点 (65分)	1.携用物至床旁,核对并向患者解释引流的目的及注意事项,消除患者紧张情绪,取得合作。	5	
	2.打开无菌引流瓶,倒入无菌生理盐水,使长玻璃管埋于水下3~4cm,妥善固定。在引流瓶的水平线上注明日期和水量。	15	
	3.用两把止血钳双重夹闭引流管,消毒引流管连接口,并与负压引流筒或水封瓶连接。	15	
	4.松开止血钳。观察引流是否通畅。	5	
	5.妥善固定。密切观察患者的反应,正常水柱上下波动4~6cm。	10	
	6.将引流瓶放于安全处,妥善固定引流管,保持引流瓶低于胸腔60~100cm。	10	
	7.整理床单位,洗手,记录引流液的性质、量及患者的反应。询问患者的感受并告知如有不适,及时传呼值班护士。	5	
指导 患者 (10分)	1.嘱患者不要拔出引流管及保持密闭状态。	5	
	2.拔出引流管前嘱患者深吸气,然后屏住,以免拔出引流管时管端损伤肺脏或引起疼痛及造成气胸。	5	
提问 (10分)	目的: 1.保持引流通畅,维持胸腔内压力。 2.防止逆行感染。 3.便于观察胸腔引流液的性状、颜色、量。 注意事项: 1.术后患者若血压平稳,应取半卧位以利引流。 2.水封瓶应位于胸部以下,不可倒转,维持引流系统密闭,接头牢固固定。 3.保持引流管长度适宜,翻身活动时防止受压、打折、扭曲、脱出。 4.保持引流管通畅,注意观察引流液的量、颜色、性质,并做好记录。如引流液量增多,及时通知医师。 5.更换引流瓶时,应用止血钳夹闭引流管防止空气进入。注意保证引流管与引流瓶连接牢固紧密,切勿漏气。操作时严格无菌操作。 6.搬动患者时,应注意保持引流瓶低于胸腔。 7.拔除引流管后24h内要密切观察患者有无胸闷、憋气、呼吸困难、气胸、皮下气肿等。观察局部有无渗血、渗液,如有变化,要及时报告医师处理。	10	

普通引流管护理(更换引流袋)技术操作评分标准

班级_____ 姓名_____ 学号_____ 得分_____

项　目	项目总分	操作要求	评分等级及分值				实际得分
			A	B	C	D	
目的	5	通畅引流气体及液体(腹腔渗出液、消化液、脓液等)至体外,降低局部压力,减少感染因素,促进愈合。	5	3	2	1	
评估	5	病情,手术,引流管,身心状况与合作程度。	5	3	2	1	
仪表	5	工作衣、帽、口罩穿戴整齐。	5	3	2	1	
操作前准备	5	洗手,备齐用物。	5	4	2	1	
操作过程	65	安置病人体位(低半卧位或平卧位)。	5	3	2	1	
		检查伤口敷料。	5	3	2	1	
		检查无菌引流袋质量。	5	4	2	1	
		挤压引流管方法正确。	5	4	2	1	
		正确钳夹引流管。	5	4	2	1	
		＊消毒方法正确,严格无菌操作。	10	8	6	5	
		引流管换接正确。	5	3	2	1	
		＊检查引流管通畅。	10	8	6	5	
		引流袋位置正确。	5	3	2	1	
		＊观察记录引流液量和性状。	10	8	6	5	
操作后整理	5	整理病人床单位,妥善安置病人,整理用物。	5	3	2	1	
综合评分	10	操作熟练,体现人文关怀。	10	8	6	5	
总计	100						

注:＊为质量管理关键点

主考教师　_____　　　　　　　　年　月　日

T 型引流管护理评分标准

班级_____姓名_____学号_____得分_____

项　目	评 分 细 则	分 值	评 分 标 准	扣　分	得　分
操作前准备	1. 护士准备：着装整洁、洗手、戴口罩。	6	衣帽不整、戴首饰、化妆、穿响底鞋、不戴口罩、未洗手，发现一处扣1分。		
	2. 用物准备：治疗盘、血管钳一把、无菌引流袋、碘伏、消毒换药盘一副（内放消毒方纱及豁口方纱）、棉签、胶布、量杯、生理盐水。	6	用物不齐，缺一项扣0.5分。		
	3. 病人准备：向病人解释取得合作。置舒适体位。	4	态度生硬、未做解释扣2分；体位不适扣2分。		
	4. 环境准备：清洁无尘埃飞扬、空气污浊，屏风遮挡，保持合适的室温。	4	一项未做扣1分。		
操作方法及程序	1. 取量杯接引流液，观察并记录引流液的颜色、性质和量。	4	一项未做扣2分。		
	2. 检查伤口周围皮肤，暴露引流管，松开固定胶布，注意保暖。	4	一项未做扣1分。		
	3. 取生理盐水棉签清洁T管周围皮肤后碘伏消毒，取豁口无菌纱布覆盖，胶布固定。	5	消毒方法不正确扣2分，未更换纱布扣3分。		
	4. 检查无菌引流袋是否密封、过期，打开外包装，检查引流袋有无破损或管子扭曲，将引流管挂于床沿，再将引流袋外包装垫在引流管接口下面。	5	一项未做扣1分。		
	5. 左手捏紧皮管，右手向上或向下挤压引流管，观察有无阻力。	5	手法不正确扣2分，未进行挤压扣3分。		
	6. 用血管钳夹住引流管尾端上3cm。	5	夹管位置过高过低扣2分、未夹管扣3分。		
	7. 用碘伏棉签消毒引流管连接处，先以接口为中心，环行消毒，然后再向接口以上及以下纵形消毒2.5cm。	6	一处消毒不规范扣3分。		
	8. 左手取消毒方布纱捏住连接处的引流管部分，脱开连接处。	10	被污染扣5分，脱下引流管乱放扣5分。		
	9. 再用碘伏棉签消毒引流管口边。	5	未做扣5分。		
	10. 连接无菌引流袋，松开血管钳，并挤压引流管，用胶布将引流管固定于腹壁。	6	一项未做扣2分。		
	11. 整理用物，妥善安置病人，协助病人低半卧位。	5	处置不全，病人与床单元不整每项扣3分。		
结果评价	1. 操作过程正确、程序流畅、手法熟练。	5	操作时间＞5min为不熟练扣5分。		
	2. 操作后用物、污物处置恰当。	5	用物污物处置不当扣5分。		
	3. 应答切题、流畅。	10	应答一处错误扣2分。		

更换人工造口袋技术操作评分标准

班级＿＿＿＿＿姓名＿＿＿＿＿学号＿＿＿＿＿得分＿＿＿＿＿

项　目	总分	操作要求	评分等级及分值				实际得分
			A	B	C	D	
目的	5	通过更换人工造口袋,观察人工造口及其周围皮肤的情况,使造口排便通畅,并保护手术切口、人工造口及其周围皮肤。	5	3	2	1	
评估	5	病情,手术,造口类型及造口情况,身心状况与合作程度。	5	3	2	1	
仪表	5	工作衣、帽、口罩穿戴整齐。	5	3	2	1	
操作前准备	5	洗手,备齐用物。	5	4	2	1	
操作过程	65	协助患者取舒适卧位,辅治疗巾,必要时使用屏风遮挡。	5	3	2	1	
		撕下原造口袋,并观察造口及周围皮肤的情况。清洁造口及周围皮肤。	10	8	6	4	
		＊度量造口的大小、形状。造口袋底盘大小修剪合适。	15	12	8	7	
		＊黏贴造口袋方法正确,位置合适。	15	12	8	7	
		＊能正确讲解操作要点及注意事项。	15	12	8	7	
		记录符合要求。	5	3	2	1	
操作后整理	5	整理病人床单位,整理用物符合要求。	5	3	2	1	
综合评分	10	操作熟练,体现人文关怀。	10	8	6	5	
总计	100						

注:＊为质量管理关键点

主考教师　＿＿＿＿＿＿　　　　　　　　　　　　年　月　日

膀胱冲洗操作程序及评分标准

班级_____姓名_____学号_____得分_____

项目总分	考 核 内 容	分 值	评分标准	得 分
准备质量标准 （10分）	1.仪表端庄、衣帽整洁、洗手、戴口罩。	5	一项不符扣1分	
	2.无菌冲洗液、输液器、换药碗、Y型管、纱布两块、PVP碘、棉签、血管钳、冲洗液温度38～40℃。	5	少一样扣1分	
评估患者 （10分）	1.评估患者病情、自理能力及合作情况。	5		
	2.评估患者尿液的性状，有无尿频、尿急、尿痛、膀胱憋尿感，是否排尽尿液及尿管通畅情况。	5		
操作流程质量标准 （70分）	1.携用物至患者床旁，核对患者、为患者选择合适体位。	10		
	2.将膀胱冲洗液悬挂在输液架上，将冲洗管与冲洗液连接，Y型管一头连接冲洗管，另外两头分别连接导尿管和尿袋，连接前对各个连接部位消毒。	15		
	3.打开冲洗管，夹闭冲洗管，夹闭尿袋，根据医嘱调节冲洗滴速。	10		
	4.夹闭冲洗管，打开尿袋，排除冲洗液，如此反复进行。	10		
	5.在持续冲洗过程中，观察患者的反应及冲洗液的量及颜色。评估冲洗液入量及出量，膀胱有无憋尿感。	10		
	6.冲洗完毕，取下冲洗管，消毒导尿口接尿袋，妥善固定，位置低于膀胱，以利于引流尿液。	10		
	7.协助患者取舒适卧位，整理床单位。	5		
提问 （10分）	目的及注意事项。	10		
总分		100		

附录 A　手术室制度

1. 参观制度

(1)参观者需遵守手术室的各项规章制度。有条件最好在教学参观室观看闭路电视,无条件时一台手术的观看人数应控制在 2~3 人以内。进手术室前应更换手术室所备衣、裤、口罩、鞋、帽。

(2)非外科手术科室人员未经手术室护士长允许,不得擅自进入手术室。院外参观需经医务科批准并与手术室取得联系后方可参观;院内参观需征得手术室护士长同意后方可入室参观。

(3)参观者应严格遵守无菌原则,并接受手术室医护人员的管理,不得随意走动,与手术区域保持 30cm 以上的安全距离,手术人员的背部对参观者来说应视为无菌区,要避免接触产生污染。

(4)参观者只能在指定区域内参观,不得任意出入其他手术间或无菌储物间,并保持室内肃静与整洁。参观手术结束后,归还参观卡,用物归还原处,用过的衣帽、鞋放入指定的位置。

(5)谢绝本院员工及家属进入手术间观看其亲属的手术(包括直系亲属关系),夜班及节假日谢绝参观。

(6)隔离手术禁止参观。

2. 手术室的一般规则

(1)护士长负责部门的全面管理,在此区域的围术期医护人员共同参与管理。凡进手术室的工作人员,必须严格遵守各项规章制度及洁净手术室的封闭管理,按照规定路线出入。

(2)手术室分为污染区、清洁区、无菌区,各区均有明显标记或标牌。在此区域的工作人员,符合手术室的着装要求,禁止穿白大褂进入半限制区域以内活动和工作。非手术人员不得进入手术室。工作时间不得会客和长时间通私人电话。

(3)各科择期手术,应在手术前一日上午 10 点以前将手术通知单送至手术室,患有肝炎、结核、艾滋病等传染病者应注明。急诊抢救手术可先口头通知,后补手术通知单。

(4)室内保持严肃安静,不得高声喧哗,手术时必须注意力集中。每例手术的洗手护士一般不调换,手术期间不就坐,除非特殊需要。

(5)手术污物布类和垃圾及时分类处理,保持工作区域整洁、安静、安全、温馨、无杂物,做到四轻:走路、说话、关门、操作轻。

(6)手术室护士应着装规范,有高度的责任心,坚守岗位,履行职责,人人参与管理,保证洁净手术室工作的正常进行。

(7)手术室工作人员或手术人员均应严格遵守无菌技术和消毒隔离制度,无菌有菌手术分室进行(先无菌后有菌),特殊感染须经特殊消毒灭菌处理。

(8)手术室器械应在清洁干净基础上灭菌,各种药品、器械、敷料应放在固定位置;贵重器械专人保管,每日清点,及时维修,定期保养。麻醉剧毒药品标志明显,专人加锁保管;高值耗材每天清点并记录,每日检查一次,专人负责。

（9）手术室应常备各种急诊手术包及抢救器材，手术器械不得外借，如外借时需医教科批准。物品陈设规范统一，手术室室内物品和设施摆放整齐且固定位置。

（10）三、四类手术病人应该开展术前访视，健康教育及术后回访制度，并有记录。

附录 B　手术室无菌操作原则

（1）使用无菌物品前查看灭菌日期、包装是否完整和干燥，消毒指示胶带或指示卡的指示色块达到或深于标准色，表示符合无菌条件，否则不能用。

（2）手术室人员洗手、穿无菌衣和戴手套之后，双手应放在胸前、腰以上至肩以下以及手至肘上 10cm 的区域，此范围为无菌区，不能碰触非无菌区。等待手术时，可将双手插入胸袋站在手术台侧方，避开其他忙于工作的人员。

（3）手术台和器械台的台面为无菌区，边缘及台下视为非无菌区，坠落到手术台边以外的器械和物品，视为被污染，不可再用。

（4）手术开始，手术人员应正面对向手术台，但要避免面向无菌区交谈、咳嗽、打喷嚏，擦汗时应将头侧向一边离开无菌区域。传递器械只能在胸前平递，不可过低或过高，更不可从背后传递。手术过程中，同侧手术人员如需调换位置时，应一人先后退一步转身，与另一人背对背移到另一位置。

（5）切开皮肤及缝合之前，需用 5％碘伏等消毒剂再次消毒皮肤，皮肤切开后以纱布垫或特殊的手术薄膜巾保护切口。

（6）手套如有破损或接触有菌区应立即更换；前臂、肘部被污染时应加戴无菌袖套或立即更换无菌手术衣。

（7）当手术铺巾时，应与手术床保持安全的距离；器械台与手术切口应有四层以上无菌布单，并保持无菌布类干燥，如手术野或器械台无菌布单被浸湿，要立即加盖无菌布单。（手术中医生流汗时，应将头转离无菌区，请巡回护士擦拭，巡回护士要避免与医生的无菌区接触。）

（8）手术台下人员向台上传递器械等无菌物品时，不能跨越无菌区，必须用无菌持物钳；如无菌物品一次未取完，应及时包好，写上开包时间，并限于 8 小时内使用；物品一经取出，即使没有使用，也不能再放回无菌包或容器中。无菌溶液瓶一经打开，其液体应一次性使用，如未用完，应视为有菌，不宜保留至下一次使用。

（9）手术中已用过的器械要及时擦净污迹，以减少细菌污染和繁殖；接触感染伤口、恶性肿瘤，严禁再使用于正常组织。

（10）切开胃肠、胆囊、胆管等空腔脏器前，应先用纱布垫遮盖保护周围组织，并及时抽吸干净腔内液体，避免内容物溢出污染手术。术中用以切开或接触胃肠后的刀、剪、血管钳等器械物品均须另放于容器内，不能再放于无菌区重新使用。

（11）保持手术间净化开启，手术时关闭门窗，尽量减少人员走动，手术中参观者要与术者保持 30cm 以上的距离。

（12）已铺置未用的无菌车或无菌台、托盘等可保留 4h。并且必须确保没有被意外的污染，不得将无菌台及用物处于无人监视的状态。

第二篇 外科护理习题集

习题类型

1. 选择题

A1 型题

单句型最佳选择题:以简明扼要地提出问题为特点,考查考生对单个知识点的掌握情况。

A2 型题

病历摘要型最佳选择题:以叙述一段简要病历为特点,考查考生的分析判断能力。

A3 型题

病历组型最佳选择题:以叙述一个以患者为中心的临床情景,针对相关情景提出测试要点不同的、2~3 个相互有联系又独立的问题。

A4 型题

病历串型最佳选择题:以叙述一个以单一患者或家庭为中心的临床情景,拟出 4~6 个相互有联系又独立的问题,问题可随病情的发展逐步增加部分新信息,以考查临床综合能力。

2. 名词解释

第一章　外科护理基本技术

一、绪　论

（一）选择题

A1 型题

1. 外科护理最主要的学习内容是有关外科疾病的　　　　　　　　　　　　　　（　　）

　　A. 基本知识　　　　　　　B. 基本理论　　　　　　　C. 心理护理

　　D. 围手术期整体护理　　　E. 生活护理

2. 现代外科护理工作的主要职责是　　　　　　　　　　　　　　　　　　　　（　　）

　　A. 仅限于被动执行医嘱　　　　　　　　　　B. 负责生活护理为主

　　C. 进行以打针发药为主的基础护理　　　　　D. 从属于医疗工作,不具有独立性

　　E. 按护理程序护理病人,与医生是平等合作关系

3. 下列哪项不属于外科护士必须具备的素质　　　　　　　　　　　　　　　　（　　）

　　A. 道德高尚,责任心强　　B. 身心健康　　　　　　　C. 有市场经济意识

　　D. 法律意识强　　　　　　E. 同情患者,敬畏生命

4. 不属于国际护士会(ICN)2005 年修订的"护士准则"中护士职责范围的是　　（　　）

　　A. 预防疾病　　　　　　　B. 健康保健　　　　　　　C. 促进健康

　　D. 维护健康　　　　　　　E. 减轻痛苦

二、水、电解质和酸碱平衡失调患者的护理

（一）选择题

A1 型题

1. 细胞外液中主要的阳离子是　　　　　　　　　　　　　　　　　　　　　　（　　）

　　A. K^+　　　　　　　　　B. Mg^{2+}　　　　　　　C. Ca^{2+}

　　D. Fe^{2+}　　　　　　　E. Na^+

2. 成年男性体液量约占体重的比例是　　　　　　　　　　　　　　　　　　　（　　）

　　A. 30%　　　　　　　　　B. 40%　　　　　　　　　C. 50%

　　D. 60%　　　　　　　　　E. 80%

3. 细胞内、外液的总渗透压相似,其正常值是　　　　　　　　　　　　　　　（　　）

　　A. 200~210mmol/L　　　B. 220~260mmol/L　　C. 290~310mmol/L

　　D. 320~340mmol/L　　　E. 350~380mmol/L

4. 最重要的血浆缓冲对是　　　　　　　　　　　　　　　　　　　　　　　　（　　）

　　A. Na^+/K^+　　　　　　B. Pr^-/HPr　　　　　　C. $HPO_4^{2-}/H_2PO_4^-$

　　D. HCO_3^-/H_2CO_3　　E. Cl^-/Mg^{2+}

5. 机体调节酸碱平衡最迅速的一条途径是　　　　　　　　　　　　　　（　　）

　　A. 肺的调节　　　　　　　B. 血液缓冲系统　　　　C. 肾的调节

　　C. 神经-内分泌调节　　　E. 细胞内外离子交换

6. 肺调节酸碱平衡的方式是　　　　　　　　　　　　　　　　　　　　（　　）

　　A. 调节 CO_2 的排出量　　　B. Na^+-H^+ 交换　　　C. HCO_3^- 重吸收

　　D. 分泌 NH_4^+　　　　　　　E. 排泌有机磷

7. 高渗性缺水又称　　　　　　　　　　　　　　　　　　　　　　　　（　　）

　　A. 慢性缺水　　　　　　　B. 急性缺水　　　　　　　C. 继发性缺水

　　D. 原发性缺水　　　　　　E. 混合性缺水

8. 维持细胞内液渗透压的重要离子是　　　　　　　　　　　　　　　　（　　）

　　A. 钙　　　　　　　　　　B. 钾　　　　　　　　　　C. 镁

　　D. 钠　　　　　　　　　　E. 氯

9. 当抗利尿激素和醛固酮分泌增加时,肾　　　　　　　　　　　　　　（　　）

　　A. 尿量、钠量和钾量的排除均增加

　　B. 尿量、钠量和钾量的排除均减少

　　C. 尿量、钠量排除减少,钾量的排除增加

　　D. 尿量、钾量排除减少,钠量排除增加

　　E. 尿量排除增加,钠量和钾量的排除均减少

10. 中度高渗性脱水失水量约为体重的　　　　　　　　　　　　　　　（　　）

　　A. 1%～2%　　　　　　　B. 2%～4%　　　　　　　C. 4%～6%

　　D. 6%～8%　　　　　　　E. 8%～10%

11. 血清钠高于多少毫摩尔/升,为高钠血症　　　　　　　　　　　　　（　　）

　　A. 150　　　　　　　　　B. 160　　　　　　　　　C. 140

　　D. 155　　　　　　　　　E. 165

12. 在重度等渗性缺水或休克时,输入大量的等渗盐水,可出现　　　　　（　　）

　　A. 水中毒　　　　　　　　B. 血钠升高　　　　　　　C. 氯化钠过剩

　　D. 休克可纠正　　　　　　E. 高氯性酸中毒

13. 下列哪项易引起低渗性缺水　　　　　　　　　　　　　　　　　　（　　）

　　A. 尿崩症　　　　　　　　B. 大量出汗　　　　　　　C. 急性肠梗阻

　　D. 应用排钠利尿　　　　　E. 弥漫性腹膜炎

14. 等渗性缺水的常见原因为　　　　　　　　　　　　　　　　　　　（　　）

　　A. 入水量不足　　　　　　B. 慢性肠梗阻　　　　　　C. 水分大量丧失

　　D. 大创面慢性渗液　　　　E. 胃肠道消化液急性丧失

15. 目前临床上常用的平衡盐溶液为　　　　　　　　　　　　　　　　（　　）

　　A. 复方氯化钠溶液

　　B. 乳酸钠林格液

　　C. 1.86% 乳酸钠溶液和复方氯化钠溶液之比 2∶1

　　D. 1.86% 的乳酸钠溶液和复方氯化钠溶液之比 1∶2

　　E. 1.25% 碳酸氢钠和等渗盐水之比 2∶1

16. 低渗性缺水,血清钠尚无明显变化前,尿内氯化钠的含量　　　　　　（　　）

　　A. 正常　　　　　　　　　B. 升高　　　　　　　　C. 减少

　　D. 时高时低　　　　　　　E. 无明显变化

17. 关于等渗性脱水,哪项是错误的　　　　　　　　　　　　　　　　（　　）

　　A. 临床最多见　　　　　　B. 水钠急剧失去　　　　C. 血清钠明显降低

　　D. 有轻度口渴　　　　　　E. 细胞外液渗透压正常

18. 轻度高渗性缺水的主要表现为　　　　　　　　　　　　　　　　　（　　）

　　A. 尿少　　　　　　　　　B. 口渴　　　　　　　　C. 头晕

　　D. 呕吐　　　　　　　　　E. 血压下降

19. 低钾血症常发生于　　　　　　　　　　　　　　　　　　　　　　（　　）

　　A. 钾摄入减少　　　　　　B. 肾排钾减少　　　　　C. 代谢性酸中毒

　　D. 醛固酮分泌减少　　　　E. 钾进入细胞内减少

20. 低钾与高钾血症相同的症状是　　　　　　　　　　　　　　　　　（　　）

　　A. 心动过速　　　　　　　B. 腹胀、呕吐　　　　　C. 乏力、软瘫

　　D. 心舒张期停搏　　　　　E. 心电图 T 波低平

21. 低钾血症时,最早表现为　　　　　　　　　　　　　　　　　　　（　　）

　　A. 软弱无力　　　　　　　B. 肠麻痹　　　　　　　C. 心动过缓

　　D. 恶心呕吐　　　　　　　E. 腱反射减退

22. 低钾性碱中毒时出现反常性酸性尿,原因是　　　　　　　　　　　（　　）

　　A. 血中碳酸升高　　　　　　　　　　　B. 钠氢交换减少

　　C. 肾小管对碳酸氢根再吸收增加　　　　D. 肾小管排钾减少,排氢增多

　　E. 以上都不是

23. 高钾血症时,心电图的早期改变是　　　　　　　　　　　　　　　（　　）

　　A. ST 段降低　　　　　　　B. 出现 U 波　　　　　C. QRS 波增宽

　　D. P-R 间期延长　　　　　　E. T 波高尖,QT 间期延长

24. 幽门梗阻所引起的持续呕吐可造成　　　　　　　　　　　　　　　（　　）

　　A. 高钾性酸中毒　　　　　　　　　　　B. 低氯低钾性酸中毒

　　C. 低氯低钾性碱中毒　　　　　　　　　D. 低氯高钠性碱中毒

　　E. 低氯高钾性碱中毒

25. 重度低钾血症可引发呼吸困难,其原理是　　　　　　　　　　　　（　　）

　　A. 颈丛神经麻痹　　　　　B. 迷走神经麻痹　　　　C. 呼吸肌麻痹

　　D. 呼吸中枢受抑　　　　　E. 呼吸肌张力下降

26. 高钾血症心律失常时首要治疗措施是静脉给　　　　　　　　　　　（　　）

　　A. 等渗盐水　　　　　　　B. 5% 碳酸氢钠　　　　C. 10% 葡萄糖酸钙

　　D. 11.2% 乳酸钠溶液　　　E. 50% 葡萄糖加胰岛素

27. 关于代谢性酸中毒的病因,下列哪项不正确　　　　　　　　　　　（　　）

　　A. 代谢产酸减少　　　　　　　　　　　B. HCO_3^- 浓度降低

　　C. 氢离子排出减少　　　　　　　　　　D. 碱性物质丢失过多

　　E. 酸性食物或药物摄入过多

28. 引起代谢性碱中毒的最常见外科疾病是　　　　　　　　　　　　　（　　）
 A. 幽门梗阻　　　　　　 B. 结肠梗阻　　　　　 C. 高位小肠梗阻
 D. 低位小肠梗阻　　　　 E. 肠系膜上动脉综合征

29. 代谢性酸中毒最典型的临床表现是　　　　　　　　　　　　　　　（　　）
 A. 呼吸浅而慢　　　　　 B. 呼吸深而快　　　　 C. pH 升高
 D. 尿液呈碱性　　　　　 E. 二氧化碳结合力升高

30. 关于代谢性酸中毒下列哪项正确　　　　　　　　　　　　　　　　（　　）
 A. 低钾血症引起　　　　　　　　　　　 B. 大量利尿引起
 C. 体内碳酸增高引起　　　　　　　　　 D. 大量呕吐胃内容物引起
 E. 体内碳酸氢根的减少引起

31. 关于代谢性酸中毒,下列哪项正确　　　　　　　　　　　　　　　（　　）
 A. pH 升高、$PaCO_2$ 升高、HCO_3^- 升高
 B. pH 升高、$PaCO_2$ 下降、HCO_3^- 下降
 C. pH 下降、$PaCO_2$ 下降、HCO_3^- 升高
 D. pH 下降、$PaCO_2$ 升高、HCO_3^- 下降
 E. pH 下降、$PaCO_2$ 下降、HCO_3^- 下降

32. 呼吸性酸中毒应先处理的问题是　　　　　　　　　　　　　　　　（　　）
 A. 控制感染　　　　　　　　　　　　　 B. 增加呼吸死腔
 C. 单纯高浓度吸氧　　　　　　　　　　 D. 给予碱性液体
 E. 解除呼吸道梗阻,改善换气

A2 型题

1. 患者,男,66 岁。因腹部阵发性绞痛伴恶心呕吐、肛门停止排便排气 3 日入院,诊断为急性肠梗阻。自诉尿量减少,但无明显口渴。体格检查:眼窝凹陷,皮肤干燥,脉搏细速,BP 90/60mmHg。该患者最可能存在的问题是　　　　　　　　　（　　）
 A. 低钾血症　　　　　　 B. 高钙血症　　　　　 C. 低渗性缺水
 D. 等渗性缺水　　　　　 E. 水中毒

2. 一小肠瘘病人,主诉厌食、恶心、尿少、软弱无力,脉细速。血红蛋白 16g/L,血钠 132mmol/L,CO_2CP 为 27mmol/L,应诊断为　　　　　　　　　　　（　　）
 A. 等渗性脱水　　　　　 B. 低渗性脱水　　　　 C. 高渗性脱水
 D. 代谢性酸中毒　　　　 E. 代谢性碱中毒

3. 一病人因高热 2 日未能进食,自述口渴、口干、尿少色黄。检查:有脱水症,尿比重 1.028,血清钠浓度为 156mmol/L。治疗首先应给　　　　　　　　　（　　）
 A. 平衡盐　　　　　　　 B. 葡萄糖盐水　　　　 C. 5%碳酸氢钠
 D. 5%葡萄糖溶液　　　　 E. 3%~5%的高张盐水

4. 男性,36 岁,体重 60kg,因食管癌进食困难一月余。主诉乏力、极度口渴、尿少色深。检查:体温、血压正常,唇干舌燥,皮肤弹性差。该病人的初步诊断为（　　）
 A. 轻度高渗性缺水　　　　　　　　　　 B. 中度高渗性缺水
 C. 重度高渗性缺水　　　　　　　　　　 D. 轻度低渗性缺水
 E. 中度低渗性缺水

5. 女性,60 岁,因反复呕吐 5 天住院,血清钠 122mmol/L,脉搏 120 次/min,血压 70/
50mmHg。应诊断为   (   )
   A. 轻度缺钠   B. 中度缺钠   C. 重度缺钠
   D. 中度缺水   E. 中度缺水

6. 男性,40 岁,因绞窄性肠梗阻行小肠切除术,术后胃肠功能恢复不佳,持续胃肠减压,
每日输葡萄糖液 1000ml、葡萄糖盐水 500ml。术后 5 天病人出现口渴、恶心、乏力、
尿少,无明显腹胀。检查血钠 144mmol/L,血氯 102mmol/L,血钾 3mmol/L。本病
例可能存在的体液紊乱是   (   )
   A. 低钾血症伴低渗性缺水   B. 低钾血症伴等渗性缺水
   C. 低钾血症伴高渗性缺水   D. 高钾血症伴低渗性缺水
   E. 高钾血症伴等渗性缺水

7. 患者,男,50 岁。因胰、十二指肠切除并发肠瘘,每日丢失消化液约 1000ml。近日患
者出现腹胀、恶心呕吐、四肢无力等表现,体格检查示腱反射消失、肠鸣音减弱。该患
者可能存在的情况是   (   )
   A. 低钾血症   B. 高钙血症   C. 低渗性缺水
   D. 等渗性缺水   E. 水中毒

8. 男性,50 岁,因胰头癌行胰十二指肠切除术,术后并发肠瘘,每天从腹腔引流管丢失
大量胰液。该病人最可能存在   (   )
   A. 钾代谢紊乱   B. 代谢性酸中毒   C. 代谢性碱中毒
   D. 呼吸性酸中毒   E. 呼吸性碱中毒

9. 28 岁女性,双大腿挤压伤。测得血清钾 5.9mmol/L,脉搏 50 次/min,并有心律不
齐。首选的治疗措施是应立即注射   (   )
   A. 等渗盐水   B.5%碳酸氢钠
   C.10%葡萄糖酸钙   D.2%乳酸钠溶液
   E.50%葡萄糖加胰岛素

10. 患者,男,24 岁。车祸致双大腿挤压伤,尿量减少呈血性,测得血清钾为
6.3mmol/L,脉搏 48 次/min,伴有心律不齐。应立即注射的药物是   (   )
   A.5%葡萄糖注射液   B.0.9%氯化钠注射液
   C.10%葡萄糖酸钙注射液   D.10%葡萄糖注射液+胰岛素
   E.11.2%乳酸钠注射液

11. 患者,女,52 岁。患溃疡病近 20 年,胃镜检查诊断有幽门梗阻,近半月来持续呕吐,
可导致   (   )
   A. 高钾性碱中毒   B. 低钾性碱中毒   C. 低钠性碱中毒
   D. 高钠性碱中毒   E. 低钾性酸中毒

12. 患者,男,66 岁。慢性结肠梗阻经外院补液后转入本院。实验室检查:血清钠
138mmol/L、钾 3.1mmol/L、氯 110mmol/L。该患者最可能的诊断是   (   )
   A. 低血钠症   B. 低血钾症
   C. 低血钠症+低血钾症   D. 高血氯症
   E. 高血氯症+低血钾症

13. 患者,男,68岁。因食管癌吞咽困难2月余导致高渗性缺水。输液治疗时首选的液体是　　　　　　　　　　　　　　　　　　　　　　　　　　　　　　　　　　　　（　　）

　　A.0.9％氯化钠注射液　　　B.5％葡萄糖注射液　　　C.复方氯化钠注射液

　　D.5％氯化钠注射液　　　　　E.1.25％碳酸氢钠注射液

14. 患者,女,43岁。因反复呕吐10日入院,实验室检查:血清钾3mmol/L、钠122mmol/L。测脉搏104次/min,血压不稳定,脉压差小于30mmHg,浅静脉萎陷,视力模糊,尿量少。该患者最可能的诊断是　　　　　　　　　　　　　　（　　）

　　A.低血钾症,高渗性缺水　　　　　　　　B.低血钾症,等渗性缺水

　　C.低血钾症,中度缺钠　　　　　　　　　D.低血钾症,重度缺钠

　　E.低血钾症,轻度缺钠

15. 患者,男,56岁。慢性结肠梗阻伴肾功能不全。近10天来反复呕吐,在院外每日静脉输入10％葡萄糖注射液3000ml,10％氯化钾溶液20ml。昨日开始出现头痛、精神错乱、惊厥、昏迷。实验室检查:红细胞计数和红细胞压积均降低,红细胞平均体积增大。该患者最可能的诊断是　　　　　　　　　　　　　　　　　　　（　　）

　　A.高渗、高糖性昏迷　　　B.肺水肿　　　　　　C.水中毒

　　D.低钾血症　　　　　　　E.低钙血症

16. 患者,男,22岁。体重62kg,反复呕吐10余日。主诉乏力,头晕、手足麻木。体格检查:血压90/60mmHg,脉搏90次/min,呼吸22次/min。实验室检查:血清钾3.6mmol/L、钠130mmol/L,血pH值7.35。该患者最可能的诊断是　　　　（　　）

　　A.低血钾症　　　　　　　B.高血钾症　　　　　　C.轻度低渗性缺水

　　D.中度低渗性缺水　　　　E.重度低渗性缺水

17. 患者,女,28岁。患肠梗阻3月余,近日来恶心、呕吐加重,视力模糊,双下肢肌肉抽搐频繁。体格检查:神志欠清,脉细速,血压75/40mmHg。实验室检查:血清钠108mmol/L、钾3.9mmol/L,诊断为重度低渗性缺水。该患者的输液原则是（　　）

　　A.先输胶体溶液　　　　　　　　　　　B.后输晶体溶液

　　C.先输晶体溶液,后输胶体溶液　　　　　D.先输右旋糖酐溶液

　　E.先输血浆,后输等渗糖盐水

18. 患者,女,33岁。因甲亢住院行甲状腺大部切除术,术中误伤甲状旁腺。该患者术后最可能出现的是　　　　　　　　　　　　　　　　　　　　　　　　　（　　）

　　A.高钾血症　　　　　　　B.低钾血症　　　　　　C.高钙血症

　　D.低钙血症　　　　　　　E.高镁血症

19. 患者,男,33岁。因急性腹膜炎急诊入院,体检检查见呼吸深而快,神志恍惚,血压下降,血浆HCO_3^- 7mmol/L。该患者最可能的诊断是　　　　　　　　　（　　）

　　A.呼吸性碱中毒　　　　B.呼吸性酸中毒　　　　C.中度代谢性酸中毒

　　D.重度代谢性碱中毒　　E.重度代谢性酸中毒

20. 患者,女,40岁。因患胃溃疡并发幽门梗阻,反复呕吐半个月入院。该患者最可能出现的酸碱代谢紊乱是　　　　　　　　　　　　　　　　　　　　　　　　（　　）

　　A.代谢性酸中毒　　　　B.代谢性碱中毒　　　　C.呼吸性酸中毒

　　D.呼吸性碱中毒　　　　E.代谢性酸中毒并呼吸性酸中毒

21.患者,女,60岁。因胆石症急性发作入院。入院后呕吐多次,目前生命体征平稳,尚
  无明显缺水征象。最可能的护理诊断是 （ ）
  A.体液不足　　　　　　　　　　B.组织灌注量改变
  C.有体液不足危险　　　　　　　D.焦虑
  E.心输出量减少

22.患者,男,44岁。腹部手术后 6 日,禁食、胃肠减压,每日输入 10%葡萄糖溶液
  2000ml,5%葡萄糖等渗盐水 1000ml,每日尿量 2000ml。患者自述乏力、嗜睡、腹
  胀、恶心,测心率 110 次/min。应补充的药物是 （ ）
  A.5%NaHCO₃　　　B.10%CaCl₂　　　C.10%KCl
  D.5%NaCl　　　　　E.ATP

23.患者,男,50岁。因幽门梗阻行持续胃肠减压 20 天,每天给予 10%葡萄糖 2500ml,
  5%葡萄糖盐水 1000ml,10%氯化钾 30ml。3 天前开始出现全腹膨胀,肠鸣音消失,
  每日尿量 1500ml。最可能的原因是 （ ）
  A.低钾血症　　　　　B.低钠血症　　　　　C.高钾血症
  D.高钠血症　　　　　E.高钙血症

24.患者,女,36岁。因患幽门梗阻呕吐 8 天,测血压 90/75mmHg,血清钾2.8mmol/L,
  血 pH7.5。应诊断为 （ ）
  A.低钾血症伴呼吸性酸中毒　　　　B.低钾血症伴呼吸性碱中毒
  C.低钾血症伴代谢性酸中毒　　　　D.低钾血症伴代谢性碱中毒
  E.低钾血症、代谢性酸中毒合并呼吸性酸中毒

A3 型题

1.患者,男,37岁。因误吞盐酸导致食管瘢痕狭窄,吞咽困难逐渐加重,近月来仅能进
  食少量流质。自诉口渴、乏力,有幻觉。测血压 80/60mmHg,脉细速。
  (1)此患者最可能的诊断是 （ ）
    A.等渗性缺水　　　B.轻度高渗性缺水　　C.重度高渗性缺水
    D.轻度低渗性缺水　　E.重度低渗性缺水
  (2)为明确诊断,必须做的检测是 （ ）
    A.测尿量　　　　　B.测尿比重　　　　C.测血清钠浓度
    D.测红细胞计数　　　E.测血浆渗透压
  (3)估计其缺水量占体重的比例是 （ ）
    A.<1%　　　　　　B.1%～2%　　　　C.3%～4%
    D.5%～6%　　　　　E.>6%

2.男性,36岁,小肠破裂修补术后 5 天发生肠瘘,呼吸深快。查体:面色潮红,
  呼吸 110 次/min,血压 90/60mmHg,腱反射减弱。实验室检查:pH7.20,血浆
  HCO₃⁻ 15mmol/L。
  (1)该病人酸碱失衡诊断为 （ ）
    A.呼吸性酸中毒　　　　　　　　B.代谢性酸中毒
    C.呼吸性碱中毒　　　　　　　　D.代谢性碱中毒
    E.呼吸性酸中毒合并代谢性酸中毒

(2)首选治疗措施是 （　　）

　　A. 静滴生理盐水　　　　　　　　B. 静滴 5％葡萄糖盐水

　　C. 静滴 5％碳酸氢钠　　　　　　D. 快速输入高渗葡萄糖

　　E. 辅助呼吸、加速 CO_2 排出

3. 女性 32 岁,幽门梗阻致反复呕吐 15 天入院。呼吸浅慢,血压 90/70mmHg,血清钾 3mmol/L、钠 130mmol/L,pH7.5,血浆 HCO_3^- 35mmol/L。

(1)该病人酸碱失衡诊断是 （　　）

　　A. 呼吸性酸中毒　　　　B. 代谢性酸中毒　　　　C. 呼吸性碱中毒

　　D. 代谢性碱中毒　　　　E. 呼吸性酸中毒合并代谢性酸中毒

(2)该病人水电解质失衡诊断是 （　　）

　　A. 低钾血症、低钠血症　　　　　B. 高钾血症、低钠血症

　　C. 高钾血症、高钠血症　　　　　D. 高钠血症

　　E. 高钾血症

(3)该病人典型心电图表现为 （　　）

　　A. Q-T 间期延长　　　　B. T 波高尖　　　　C. QRS 波增宽

　　C. P-R 间期延长　　　　E. T 波降低、低平或倒置

(4)病人体重 60kg,加上生理需要量,第一天应补给氯化钠 （　　）

　　A. 4.5g　　　　　　　B. 15g　　　　　　　C. 21g

　　D. 25.5g　　　　　　E. 36g

(5)在补液时当尿量小于 30ml/h 时不应补给 （　　）

　　A. 10％葡萄糖　　　　B. 10％氯化钾　　　　C. 0.9％氯化钠

　　C. 5％葡萄糖　　　　　E. 5％葡萄糖盐水

A4 型题

1. 患者,女,53 岁。急性肠梗阻 1 天,大量呕吐、乏力、不口渴。唇舌干燥,皮肤松弛,脉细,脉搏 120 次/min,血压 60/42mmHg,血清钠 137mmol/L,血 pH 值 7.32,尿比重增高。

(1)该患者最可能发生的是 （　　）

　　A. 等渗性缺水　　　　B. 轻度低渗性缺水　　　　C. 轻度高渗性缺水

　　D. 中度高渗性缺水　　E. 中度低渗性缺水

(2)应首先采取的治疗是 （　　）

　　A. 静脉滴注升压药　　　　　　　B. 快速补充等渗盐水或平衡盐溶液

　　C. 吸氧　　　　　　　　　　　　D. 静脉滴注 5％碳酸氢钠

　　E. 快速输注高渗葡萄糖液

(3)治疗护理过程中需重点观察的内容是 （　　）

　　A. 皮肤是否完整　　　　B. 患者有无受伤　　　　C. 是否出现便秘

　　D. 体液量是否恢复平衡　　E. 有无缺氧症状

(4)若需补充 10％氯化钾 30ml,稀释时需要的溶液量至少是 （　　）

　　A. 400ml　　　　　　B. 600ml　　　　　　C. 800ml

　　D. 1000ml　　　　　E. 2000ml

（二）名词解释

1. 等渗性缺水　　　　　　　　　　2. 代谢性酸中毒

3. 高渗性缺水　　　　　　　　　　4. 低渗性缺水

5. 代谢性碱中毒

三、外科休克患者的护理

（一）选择题

A1 型题

1. 各类休克的共同病理生理基础是　　　　　　　　　　　　　（　　）

   A. 对血压急骤下降引起的反应

   B. 外周血管收缩

   C. 有效循环血量锐减及组织灌注不足

   D. 神经系统剧烈反应

   E. 外周血管扩张反应

2. 微血栓形成在　　　　　　　　　　　　　　　　　　　　　（　　）

   A. 微循环痉挛期　　　　　B. 微循环扩展期　　　　　C. 微循环衰竭期

   D. 休克早期　　　　　　　E. 休克期

3. 休克治疗的关键是　　　　　　　　　　　　　　　　　　　（　　）

   A. 扩容疗法　　　　　　　　　　　　B. 维护重要内脏器官功能

   C. 强心和调节血管张力　　　　　　　D. 积极治疗原发病

   E. 纠正酸碱平衡失调

4. 休克经扩容治疗后,测 CVP 20cmH$_2$O,BP 80/50mmHg,应　　　（　　）

   A. 快速输液　　　　　　　B. 适当输液　　　　　　　C. 减慢输液,强心利尿

   D. 使用扩血管药物　　　　E. 做补液实验

5. 下列休克的护理措施,不妥的是　　　　　　　　　　　　　（　　）

   A. 取中凹卧位　　　　　　B. 吸氧　　　　　　　　　C. 热水袋贴身保暖

   D. 观察每小时尿量　　　　E. 监测血压、脉搏变化

6. 观察休克病人的组织灌流情况最为可靠的指标是　　　　　　（　　）

   A. 血压　　　　　　　　　B. 脉搏　　　　　　　　　C. 神志

   D. 尿量　　　　　　　　　E. 呼吸

7. 反映休克病人危重征象的指标是　　　　　　　　　　　　　（　　）

   A. 收缩压低于 80mmHg　　　　　　　B. 伴代谢性酸中毒

   C. 脉搏细速,120 次/min　　　　　　 D. 情绪急躁

   E. 皮肤出现多处瘀点、瘀斑

8. 休克病人微循环衰竭期的典型临床表现是　　　　　　　　　（　　）

   A. 表情淡漠　　　　　　　　　　　　B. 皮肤苍白

   C. 尿量减少　　　　　　　　　　　　D. 血压下降

   E. 全身广泛性出血

9. 休克早期血压及脉搏的变化是　　　　　　　　　　　　　　　　　　　　（　　）
　　A. 收缩压下降,舒张压下降,脉搏细速
　　B. 收缩压正常,舒张压下降,脉搏细速
　　C. 收缩压正常,舒张压升高,脉搏徐缓
　　D. 收缩压正常,舒张压升高,脉搏细速
　　E. 收缩压增高,舒张压正常,脉搏细速

10. 休克的主要致死原因是　　　　　　　　　　　　　　　　　　　　　　　（　　）
　　A. DIC　　　　　　　　　B. MSOF　　　　　　　　C. 心功能衰竭
　　D. 肺间质水肿　　　　　　E. 肾小管坏死

11. 休克病人体位一般应采用　　　　　　　　　　　　　　　　　　　　　　（　　）
　　A. 头高脚低位　　　　　　B. 头低脚高位　　　　　　C. 半卧位
　　D. 头和躯干抬高 20°～30°,下肢抬高 15°～20°　　　E. 侧卧位

12. 失血性休克代偿期,估计失血量为　　　　　　　　　　　　　　　　　　（　　）
　　A. 400ml 以下　　　　　　B. 600ml 以下　　　　　　C. 800ml 以下
　　D. 1000ml 以下　　　　　E. 1200ml 以下

13. 反映休克预后的最有价值的监测指标是　　　　　　　　　　　　　　　　（　　）
　　A. 中心静脉压　　　　　　B. 动脉血气分析　　　　　C. 心排血量
　　D. 动脉血乳酸盐　　　　　E. 血细胞比容

14. 休克早期的临床表现是　　　　　　　　　　　　　　　　　　　　　　　（　　）
　　A. 表情淡漠　　　　　　　B. 四肢厥冷　　　　　　　C. 血压下降
　　D. 脉压小,尿量减少　　　E. 抽血时血液黏稠易凝

15. 由于注射青霉素引起的休克,属于　　　　　　　　　　　　　　　　　　（　　）
　　A. 心源性休克　　　　　　B. 出血性休克　　　　　　C. 过敏性休克
　　D. 感染性休克　　　　　　E. 失液性休克

16. 休克指数大于 2.0 表示　　　　　　　　　　　　　　　　　　　　　　（　　）
　　A. 无休克　　　　　　　　B. 休克代偿期　　　　　　C. 严重休克
　　D. MODS　　　　　　　　E. ARDS

17. 休克指数是指　　　　　　　　　　　　　　　　　　　　　　　　　　　（　　）
　　A. 脉率＋脉压－111　　　B. 脉率/舒张压　　　　　　C. 脉率/收缩压
　　D. 舒张压/脉率　　　　　E. 收缩压/脉率

18. 休克时输液已足够,但血压低、心率快,CVP 为 16cmH$_2$O,应使用　　　（　　）
　　A. 毛花苷 C　　　　　　　B. 间羟胺　　　　　　　　C. 多巴胺
　　D. 山莨菪碱　　　　　　　E. 肾上腺素

19. CVP 是指　　　　　　　　　　　　　　　　　　　　　　　　　　　　（　　）
　　A. 休克指数　　　　　　　B. 肺毛细血管楔压　　　　C. 心排血量
　　D. 中心静脉压　　　　　　E. 心脏指数

20. 休克病人若中心静脉压低、血压正常,处理原则是　　　　　　　　　　　（　　）
　　A. 大量快速补液　　　　　B. 适当补液　　　　　　　C. 用强心药
　　D. 舒张血管　　　　　　　E. 做补液实验

21. 休克病人若中心静脉压高、血压正常,处理原则是　　　　　　　　　　(　　)
　　A. 充分补液　　　　　　　　　　　B. 适当补液
　　C. 用强心药　　　　　　　　　　　D. 舒张血管
　　E. 补液实验

22. 失血性休克时应立即予以扩容治疗,首先应补充　　　　　　　　　(　　)
　　A. 右旋糖酐　　　　　B. 全血　　　　　　C. 血浆
　　D. 平衡盐溶液　　　　E.5%葡萄糖溶液

23. 以下哪项能反映血容量、心功能和血管张力的综合状况　　　　　(　　)
　　A. 尿量　　　　　　　B. 脉搏　　　　　　C. 血压
　　D. 神志　　　　　　　E. 中心静脉压

24. 以下哪项提示休克病人病情好转　　　　　　　　　　　　　　　　(　　)
　　A. 神志从烦躁转为淡漠　　　　　　B. 皮肤紫绀出现瘀血
　　C. 脉搏细速　　　　　　　　　　　D. 尿量超过每小时 30ml
　　E. 肢端湿冷

25. 休克病人经输液后血压和中心静脉压恢复正常,而尿量持续过少时,应考虑 (　　)
　　A. 血容量不足　　　　B. 心功能不全　　　C. 休克肺
　　D. 急性肾功能衰竭　　E. 血管过度收缩

A2 型题

1. 一病人精神紧张、烦躁不安、面色苍白、尿量减少、脉压小,治疗应首先给　(　　)
　　A. 血管收缩剂　　　　B. 血管扩张剂　　　C. 静脉补液
　　D. 强利尿剂　　　　　E.5%碳酸氢钠

2. 一人外伤后出血、烦躁、肢端湿冷,脉搏 105 次/min,脉压低,应考虑是　(　　)
　　A. 无休克　　　　　　B. 休克早期　　　　C. 休克中期
　　D. 休克晚期　　　　　E. DIC 形成

3. 某休克病人进行液体疗法,快速输液时,测中心静脉压 15cmH$_2$O(1.47kPa),血压
　80/60mmHg,应采取的措施是　　　　　　　　　　　　　　　　　(　　)
　　A. 大量加速输液　　　　　　　　　B. 减慢输液,加用血管扩张剂
　　C. 减慢输液,加用强心剂　　　　　D. 暂停输液
　　E. 用升压药

4. 患者,男,30 岁。因失血性休克正在输液,现测得其中心静脉压为 3.8cmH$_2$O,血压
　80/55mmHg。首先应采取的措施是　　　　　　　　　　　　　　　(　　)
　　A. 加快输液速度　　　　　　　　　B. 减慢输液速度
　　C. 应用强心药物　　　　　　　　　D. 应用去甲肾上腺素
　　E. 静脉滴注多巴胺

5. 患者,男,42 岁。在休克抢救过程中出现呼吸困难、发绀,吸氧无效,PaO$_2$ 持续降低,
　诊断是休克肺。首先应采取的护理措施是　　　　　　　　　　　　(　　)
　　A. 呼吸终末正压给氧　　　　　　　B. 持续吸纯氧
　　C. 快速输液　　　　　　　　　　　D. 给血管活性药物
　　E. 气管切开

6. 患者,男,40 岁。因急性重症胆管炎伴休克入院,行抗休克治疗后。最能反映休克病情好转的指标是 （　　）

    A. 精神状态好转   B. 血压回升   C. 肢体温暖

    D. 中心静脉压正常   E. 尿量在 50ml/h 以上

7. 患者,女,65 岁。因胃、十二指肠溃疡大量呕血,出现烦躁不安,面色苍白,四肢湿冷等症状。下列护理措施不正确的是 （　　）

    A. 快速补液   B. 取半卧位   C. 常规吸氧

    D. 禁食   E. 必要时输血

8. 患者,女,56 岁。创伤性休克后护士抽血时不易抽出,易凝固,全身皮肤有出血点和发绀,伤口及注射部位出血。应考虑 （　　）

    A. 急性肾功能衰竭   B. 心力衰竭   C. 肝功能衰竭

    D. 急性呼吸窘迫综合征   E. 弥散性血管内凝血

9. 患者,男,45 岁。因左下胸受挤压,左 8、9、10 肋骨骨折,脾破裂。患者面色苍白,四肢湿冷,脉搏 118 次/min,血压 80/60mmHg。正确的处理原则是 （　　）

    A. 一旦确诊立即手术   B. 大量快速输液待血压正常后手术

    C. 积极抗休克,如病情无好转再手术   D. 积极抗休克同时迅速手术

    E. 积极抗休克治疗,不予手术

10. 患者,男,25 岁。因急性胃溃疡穿孔,出现高热、腹膜刺激征。测血压 70/50mmHg,脉搏 126 次/min,呼吸 30 次/min。患者可能的情况是 （　　）

    A. 心源性休克   B. 出血性休克   C. 过敏性休克

    D. 感染性休克   E. 神经性休克

11. 患者,女,35 岁。因车祸急诊入院,在判断病情变化时,下列叙述不正确的是（　　）

    A. 精神状态由兴奋转入抑制提示病情恶化

    B. 尿量<30ml/h、比重高,提示血容量已纠正

    C. 皮肤黏膜由苍白转为发绀提示病情严重

    D. 严重呼吸困难提示肺水肿或心力衰竭可能

    E. 脉压差小表示微血管收缩严重

12. 一男性病人,40 岁,因车祸发生脾破裂、失血性休克,准备手术。在等待配血期间,静脉输液宜首选 （　　）

    A. 5%葡萄糖液   B. 10%葡萄糖液

    C. 平衡盐溶液   D. 10%氯化钾液

    E. 5%碳酸氢钠

A3 型题

1. 女性 35 岁,汽车撞伤左季肋区。入院时意识模糊,体温 38.5℃,皮肤青紫,肢端冰冷,脉搏细弱,血压 60/40mmHg,全腹无压痛、反跳痛,无尿。

    (1)该病人首先应考虑为 （　　）

        A. 过敏性休克   B. 低血容量性休克(中度)

        C. 低血容量性休克(重度)   D. 感染性休克

        E. 神经源性休克

(2)最有意义的辅助诊断措施是 （　　）

  A.血常规   B.腹腔穿刺   C.静脉肾盂造影

  D.中心静脉压测定 E.二氧化碳结合力测定

(3)首先考虑的治疗措施是 （　　）

  A.静脉输注血管收缩药物   B.立即剖腹探查

  C.迅速补充血容量   D.大剂量应用抗生素

  E.滴注利尿剂改善肾功能

2.男性,67岁,右下腹痛8天伴呕吐,体温35℃,脉搏120次/min,血压80/50mmHg,神志不清,烦躁不安,全腹压痛、反跳痛,四肢冰冷,青紫呈花斑发绀,尿量小于25ml/h。3年前有陈旧性心肌梗死。

(1)首先考虑病人为 （　　）

  A.过敏性休克   B.低血容量性休克(中度)

  C.低血容量性休克(轻度)   D.冷休克

  E.暖休克

(2)治疗原则是 （　　）

  A.不宜手术   B.立即手术

  C.纠正休克同时及早手术   D.抗生素控制感染后择期手术

  E.应用升压药待血压正常后再手术

3.患者,男,30岁。双侧大腿被碾压伤后3h入院,查:神志清楚,表情淡漠,面色苍白,血压80/50mmHg,心率120次/min,呼吸32次/min,尿量15ml/h。

(1)患者目前处于 （　　）

  A.休克的代偿期 B.休克的抑制期 C.休克的衰竭期

  D.休克的DIC期 E.未发生休克

(2)测患者中心静脉压为3.5cmH_2O,提示 （　　）

  A.血容量较多 B.血容量过多 C.血容量轻度不足

  D.血容量严重不足 E.血容量正常

(3)根据患者目前的情况,下一步处理的原则是 （　　）

  A.充分补液 B.不需补液 C.适当补液

  D.限制补液 E.试验性补液

（二）名词解释

1.休克   2.失血性休克

四、外科患者营养支持的护理

（一）选择题

A1型题

1.饥饿时人体内主要能量来源是 （　　）

  A.糖原   B.水果   C.蛋白质

  D.蔬菜   E.脂肪

2.体重显著下降的判断标准是实际体重仅为理想体重的　　　　　　　　（　　）

A.50％以下　　　　　　B.60％以下　　　　　　C.70％以下

D.80％以下　　　　　　E.90％以下

A2 型题

1.患者,女性,50岁,因结肠癌收住院。今日计划进行术前肠道准备,该病人既往有慢

性肾衰竭。病人适用于下列哪种营养制剂　　　　　　　　　　　　　（　　）

A.必需氨基酸配方制剂　　　　　　　B.自制匀浆膳食

C.要素饮食　　　　　　　　　　　　D.高支链氨基酸制剂

E.大分子聚合物

2.患者,女,23岁。肠道广泛切除术后并发肠瘘已达一月,营养状况极差。为纠正其营

养不良的情况,宜采用的方法是　　　　　　　　　　　　　　　　　（　　）

A.流质饮食　　　　　　　　　　　　B.普通饮食

C.要素饮食　　　　　　　　　　　　D.浅静脉高营养

E.中心静脉高营养

3.患者,男,42岁。慢性胃溃疡,消化功能差,肠道吸收能力较好。维持此患者的营养

可给予　　　　　　　　　　　　　　　　　　　　　　　　　　　　（　　）

A.液化饮食　　　　　　B.半流质饮食　　　　　C.普通饮食

D.要素饮食　　　　　　E.中心静脉输注营养

4.患者,女,54岁。因大面积烧伤行中心静脉插管输注营养液。下列护理措施错误的

是　　　　　　　　　　　　　　　　　　　　　　　　　　　　　　（　　）

A.严格无菌操作　　　　　　　　　　B.配制的营养液 24h 用完

C.由此管输注其他药物　　　　　　　D.每日取营养液做细菌培养

E.记录 24h 出入量

5.患者,男,50岁。因慢性肝功能不全住院,入院后行肠内营养治疗,给予高支链氨基

酸配方制剂,有助于防治　　　　　　　　　　　　　　　　　　　　（　　）

A.肺性脑病　　　　　　B.肝性脑病　　　　　　C.肾性脑病

D.心性脑病　　　　　　E.脾性脑病

6.患者,女,60岁。慢性肾功能衰竭,请营养师配制肠内营养剂。此患者宜用　（　　）

A.非必需氨基酸配方　　　　　　　　B.必需氨基酸配方

C.高支链氨基酸配方　　　　　　　　D.条件必需氨基酸配方

E.平衡型氨基酸配方

7.患者,男,57岁。因慢性肠炎、营养不良入院,医嘱输注全营养混合液。其成分中不

包括　　　　　　　　　　　　　　　　　　　　　　　　　　　　　（　　）

A.氨基酸　　　　　　　B.脂肪乳剂　　　　　　C.葡萄糖

D.皮质激素　　　　　　E.电解质

A3 型题

患者,男,70岁。因中度营养不良而住院,医嘱给予肠外营养治疗,输注脂肪乳制剂等。

在治疗期间,患者出现发热、急性消化道溃疡、血小板减少、溶血、肝脾肿大、骨骼肌肉疼痛等

症状。

(1)该患者可能出现了 （　　）

A.血糖超载综合征　　　　B.脂肪超载综合征　　　C.蛋白质超载综合征

D.维生素超载综合征　　　E.氨基酸超载综合征

(2)其处理方法是立即停输 （　　）

A.脂肪乳剂　　　　　　　B.氨基酸乳剂　　　　　C.蛋白质制剂

D.葡萄糖制剂　　　　　　E.营养液

(3)通常情况下,20％的脂肪乳剂 250ml 大约需输注 （　　）

A.1～2h　　　　　　　　B.2～3h　　　　　　　C.3～4h

D.4～5h　　　　　　　　E.5～6h

五、手术室的管理与护理

（一）选择题

A1 型题

1.手术室内适宜的温度范围是 （　　）

A.18～20℃　　　　　　　B.20～22℃　　　　　　C.22～25℃

D.25～28℃　　　　　　　E.28～30℃

2.属于手术室洁净区的是 （　　）

A.休息室　　　　　　　　B.办公室　　　　　　　C.洗手区

D.值班室　　　　　　　　E.器械室

3.洁净手术室进行空气洁净度和生物微粒监测的间隔时间是 （　　）

A.1 天/次　　　　　　　　B.1 周/次　　　　　　　C.2 周/次

D.1 月/次　　　　　　　　E.2 月/次

4.无菌术是 （　　）

A.针对清洁来源采取的措施　　　　　B.应用抗生素预防感染的方法

C.防止已灭菌物品被污染的制度　　　D.彻底清除手术部位

E.提高病人抵抗力防止切口感染

5.高压蒸气灭菌法不适用于手术用物 （　　）

A.玻璃类　　　　　　　　B.塑料类　　　　　　　C.布类

D.纱布棉垫　　　　　　　E.手术器械

6.用物理方法消灭细菌称 （　　）

A.消毒法　　　　　　　　B.抗毒法　　　　　　　C.抗菌法

D.无菌法　　　　　　　　E.灭菌法

7.高压灭菌后的物品一般可保留 （　　）

A.3 天　　　　　　　　　B.1 周　　　　　　　　C.3 周

D.4 周　　　　　　　　　E.6 周

8.刀剪刃性器械最佳消毒法是 （　　）

A.煮沸灭菌法　　　　　　　　　　　B.高压蒸气灭菌法

C.火烧灭菌法　　　　　　　　　　　D.化学药液浸泡法

E.甲醛蒸气熏蒸法

9. 高压蒸气灭菌,蒸气压强为 104.0～137.3kPa(15～201bf/in²),要杀死一切细菌,灭菌时间为　　　　　　　　　　　　　　　　　　　　　　　（　　）
　　A. 10min　　　　　　　　B. 20min　　　　　　　　C. 30min
　　D. 40min　　　　　　　　E. 50min

10. 高压蒸气灭菌要求达到的温度是　　　　　　　　　　　　　　　　　　（　　）
　　A. 100～106℃　　　　　　B. 110～116℃　　　　　　C. 115～120℃
　　D. 121～126℃　　　　　　E. 130～146℃

11. 常用甲醛消毒液的浓度为　　　　　　　　　　　　　　　　　　　　　（　　）
　　A. 0.5%　　　　　　　　　B. 1%　　　　　　　　　　C. 5%
　　D. 10%　　　　　　　　　 E. 20%

12. 高压蒸气灭菌时,哪项是错误的　　　　　　　　　　　　　　　　　　（　　）
　　A. 包裹不要过大　　　　　　　　　　　　B. 包裹应标明时间
　　C. 各包裹应堆放紧密　　　　　　　　　　D. 包裹不应包得过紧
　　E. 包裹内、外要有指示纸带

13. 使用消毒液时错误的是　　　　　　　　　　　　　　　　　　　　　　（　　）
　　A. 选择合适的消毒剂　　　　　　　　　　B. 掌握有效浓度、消毒时间及使用方法
　　C. 定期更换并定期检查　　　　　　　　　D. 浸泡前无需洗净擦干、打开轴节
　　E. 使用前用无菌生理盐水冲净药液

14. 可用于浸泡内镜的消毒液为　　　　　　　　　　　　　　　　　　　　（　　）
　　A. 酒精　　　　　　　　　B. 碘酊　　　　　　　　　C. 戊二醛
　　D. 过氧乙酸　　　　　　　E. 含氯消毒液

15. 钳类器械中,用于夹持皮肤、筋膜或牵拉需切除组织的是　　　　　　　（　　）
　　A. 血管钳　　　　　　　　B. 持针钳　　　　　　　　C. 卵圆钳
　　D. 组织钳　　　　　　　　E. 肠钳

16. 三角针可用于缝合　　　　　　　　　　　　　　　　　　　　　　　　（　　）
　　A. 皮肤　　　　　　　　　B. 血管　　　　　　　　　C. 神经
　　D. 肌肉　　　　　　　　　E. 脏器

17. 需器械护士和巡回护士共同完成的职能是　　　　　　　　　　　　　　（　　）
　　A. 病情观察　　　　　　　B. 用物准备　　　　　　　C. 清点核对用物
　　D. 安置手术体位　　　　　E. 传递手术器械

18. 备用无菌桌(连台手术)用双层无菌巾盖好后,其有效期为　　　　　　　（　　）
　　A. 1h　　　　　　　　　　B. 2h　　　　　　　　　　C. 4h
　　D. 8h　　　　　　　　　　E. 24h

19. 手术切口的外源性感染途径不包括　　　　　　　　　　　　　　　　　（　　）
　　A. 外科器械物品　　　　　B. 手术室空气灰尘　　　　C. 手术台面
　　D. 手术人员的手和臂　　　E. 手术区皮肤

20. 已穿好无菌手术衣,戴无菌手套,手术未开始,双手应置于　　　　　　　（　　）
　　A. 胸前部　　　　　　　　B. 侧腰部　　　　　　　　C. 夹于腋下
　　D. 双手下垂　　　　　　　E. 双手往后背

21. 手术区铺盖无菌布单,正确的是　　　　　　　　　　　　　　　　（　　）
  A. 无菌巾先铺相对不洁区或操作者的对侧
  B. 无菌巾铺下后不可由内向外再移动
  C. 开腹手术的术野区至少铺单 2 层
  D. 无菌单下垂手术台边缘至少 10cm
  E. 术中手术巾单局部湿透时,应撤去重铺

22. 手术进行中的无菌原则哪项是错误的　　　　　　　　　　　　　　（　　）
  A. 手术人员一经洗手,手臂即不接触未经消毒的物品
  B. 不可在手术人员背后传递器械及手术物品
  C. 如手套破损或接触到有菌区,需另换无菌手套
  D. 手术过程中,同侧人员需调换位置时,应先退后一步,背对背转到另一位置
  E. 参观手术人员可靠近手术人员或站得很高

23. 手术切口四周皮肤消毒范围至少在　　　　　　　　　　　　　　　（　　）
  A. 5～10cm　　　　　　　B. 10～15cm　　　　　　　C. 15～20cm
  D. 20～25cm　　　　　　E. 25～35cm

24. 严重感染手术后的手术间,首先采用的消毒方法应是　　　　　　　（　　）
  A. 熏蒸　　　　　　　　　　　　　　B. 通风
  C. 紫外线照射　　　　　　　　　　　D. 消毒液擦拭地面
  E. 湿洗所有用物

25. 为了防止手术野污染或切口感染,必须采取哪一种有效的控制措施　（　　）
  A. 手术器械物品、手术人员的无菌处理
  D. 病人手术区的无菌处理
  C. 污染手术的隔离处理
  D. 手术室的清洁与消毒
  E. 以上都是

26. 有关碘伏消毒错误的是　　　　　　　　　　　　　　　　　　　　（　　）
  A. 碘伏稀释后稳定性差,应现用现配
  B. 皮肤消毒后用乙醇脱碘
  C. 避光密闭保存
  D. 外科手术及皮肤消毒时应涂擦 2 次
  E. 可用于黏膜、创面消毒

27. 下列说法正确的是　　　　　　　　　　　　　　　　　　　　　　（　　）
  A. 消毒仅杀灭病菌的繁殖体　　　　　B. 消毒可杀灭致病菌的繁殖体和芽孢
  C. 灭菌仅杀灭致病菌的繁殖体　　　　D. 灭菌仅杀灭致病菌的芽孢
  E. 抗菌法指的是灭菌

28. 下列哪项是手术野污染的途径　　　　　　　　　　　　　　　　　（　　）
  A. 手术器械物品　　　　　　　　　　B. 手术人员的手臂
  C. 病人手术区皮肤　　　　　　　　　D. 感染病灶或空腔器官内容物
  E. 以上都是

29. 无菌切口消毒的顺序是　　　　　　　　　　　　　　　　　　　　　（　　）
　　A. 自上而下　　　　　　　　　　　B. 自下而上
　　C. 由切口为中心向四周　　　　　　D. 由四周向切口
　　E. 无一定顺序

30. 连台手术时　　　　　　　　　　　　　　　　　　　　　　　　　　（　　）
　　A. 不需要更换手术衣、手套　　　　　B. 先脱手术衣,再脱手套
　　C. 先脱手套,再脱手术衣　　　　　　D. 不需洗手,另穿手术衣
　　E. 手可随意接触

A2 型题

1. 护士在手术过程中,手术衣被血液浸湿,应　　　　　　　　　　　　　（　　）
　　A. 迅速更换　　　　　　B. 继续手术　　　　　C. 再穿上一件
　　D. 停止手术　　　　　　E. 都行

2. 护士在取无菌包时,发现无菌包外未贴消毒指示带,应怎样处理　　　　（　　）
　　A. 补贴后照常使用　　　　B. 放入其他贴有指示带的包中
　　C. 重新灭菌　　　　　　　D. 直接打开使用　　　　E. 都不行

3. 护士在治疗过程中,工作服上不慎沾有碘渍,应选用何种溶液除去碘渍　（　　）
　　A. 过氧乙酸　　　　　　B. 盐水　　　　　　　C. 乙醇
　　D. 过氧化氢　　　　　　E. 戊二醛

4. 手术过程中,手术台上器械坠落,不正确的做法是　　　　　　　　　（　　）
　　A. 冲洗后再用　　　　　　B. 不得使用　　　　　C. 应计数
　　D. 暂不拿出手术间　　　　E. 须核实无误后,才可关闭胸、腹腔

5. 手术室上午行铜绿假单胞菌(绿脓杆菌)感染所致的肝脓肿手术,术后应立即（　　）
　　A. 通风　　　　　　　　　　　　　B. 擦地面用 0.1% 苯扎溴铵
　　C. 乳酸熏蒸　　　　　　　　　　　D. 紫外线消毒
　　E. 甲醛熏蒸

6. 一台手术的器械护士,在传递手术器械时操作错误的是　　　　　　　（　　）
　　A. 以器械的柄端轻击手术者伸出的手掌
　　B. 手术刀直接传递
　　C. 将弯钳直接传递
　　D. 缝线用手托住以免脱出
　　E. 弯针以持针钳夹持于近针孔的中后 1/3 交界处

7. 一台手术的器械护士,在已做好手臂的清洗与消毒后,此时她可以进入的区域是
　　　　　　　　　　　　　　　　　　　　　　　　　　　　　　　　（　　）
　　A. 手术间　　　　　　B. 休息室　　　　　　C. 值班室
　　D. 恢复室　　　　　　E. 敷料室

8. 一台手术的巡回护士,属于其术前工作内容的是　　　　　　　　　　（　　）
　　A. 术前访视　　　　　　　　　　　B. 洗手、穿无菌手术衣、戴无菌手套
　　C. 整理器械桌　　　　　　　　　　D. 协助进行手术区皮肤消毒和铺单
　　E. 接待、核对患者

9. 手术室孙某为一台手术的巡回护士,不属于其工作内容的是　　　　（　　）

　　A. 安置手术体位　　　　　　　　　　B. 观察病情

　　C. 监督手术人员无菌操作　　　　　　D. 整理无菌手术器械台

　　E. 做好术前环境准备

10. 一台手术的第一助手,其进行手术区域皮肤消毒的范围至少应包括切口周围（　　）

　　A. 5cm　　　　　　　　B. 10cm　　　　　　　C. 15cm

　　D. 25cm　　　　　　　E. 30cm

11. 患者,男,56 岁。因患食管癌拟行胸腹联合手术治疗。正确的手术体位是　（　　）

　　A. 仰卧位　　　　　　　B. 侧卧位　　　　　　C. 半侧卧位

　　D. 俯卧位　　　　　　　E. 半坐卧位

12. 一台手术的器械护士,其穿好无菌手术衣、戴好无菌手套后,双手的正确位置是

　　　　　　　　　　　　　　　　　　　　　　　　　　　　　　（　　）

　　A. 交叉于腋下　　　　　　　　　　　B. 双手叉腰

　　C. 置于胸前　　　　　　　　　　　　D. 自然下垂于身体两侧

　　E. 高举过头

13. 患者,男,39 岁,因急性肠梗阻正进行手术治疗。下列操作违反术中无菌原则的是

　　　　　　　　　　　　　　　　　　　　　　　　　　　　　　（　　）

　　A. 穿无菌手术衣时衣服内面朝向自己

　　B. 下坠超过手术床边缘以下的器械取回再用

　　C. 术中手套破损立即更换无菌手套

　　D. 巡回护士用无菌持物钳夹取无菌物品

　　E. 切开空腔脏器前先用纱布垫保护周围组织

14. 医生黄某正在为一腹部手术患者进行皮肤消毒,其操作错误的是　　　（　　）

　　A. 用无菌卵圆钳夹持浸透 0.5％碘伏的纱球涂擦手术区域皮肤两次

　　B. 以手术切口为中心向四周涂擦

　　C. 采用平行形或叠瓦形方法进行消毒

　　D. 已接触污染部位的药液纱球再返回清洁处涂擦

　　E. 消毒、铺单完毕后,重新进行手消毒

A3 型题

1. 刘护士今日参加阑尾切除手术,洗手前准备已做好。

　(1)问下列哪项不合格　　　　　　　　　　　　　　　　　　　　（　　）

　　A. 换好手术室清洁鞋、洗手衣　　　　B. 衣袖卷至上臂中段

　　C. 下摆扎在裤腰之内　　　　　　　　D. 全部头发已被帽子盖好

　　E. 口罩盖住口而露出鼻孔

　(2)刘护士参加完阑尾炎手术后,因人员紧张又参加甲亢手术,刘护士下列哪项行为不正确　　　　　　　　　　　　　　　　　　　　　　　　　　　　　（　　）

　　A. 不需要更换手术衣、手套　　　　　B. 脱下手术衣、手套

　　C. 重新进行手臂清洗与消毒　　　　　D. 先穿手术衣

　　E. 后戴干手套

2. 患者,男,48岁。因突发剧烈腹痛 3h 急诊入院,初步诊断为胃溃疡穿孔,拟行剖腹探查手术,现已送入手术室。

(1)该手术适宜安排于洁净手术室的级别是 （　　）

  A. Ⅰ级特别洁净手术室(100 级)　　B. Ⅱ级标准洁净手术室(1000 级)

  C. Ⅱ级标准洁净手术室(1 万级)　　D. Ⅲ级一般洁净手术室(10 万级)

  E. Ⅳ级准洁净手术室(30 万级)

(2)负责为该患者进行皮肤消毒的工作人员是 （　　）

  A. 麻醉师　　　　B. 手术者　　　　C. 第一助手

  D. 器械护士　　　E. 巡回护士

(3)该手术的消毒范围是 （　　）

  A. 上至下唇,下至乳头,两侧至斜方肌前缘

  B. 上至锁骨及上臂上 1/3 处,下过肋缘,前后过正中线

  C. 上至乳头,下至耻骨联合,两侧至腋中线

  D. 上至剑突、下至大腿上 1/3,两侧至腋中线

  E. 上至腋窝,下至腹股沟,前后过正中线

A4 型题

1. 患者,女,50岁。因甲状腺肿块收治入院,现已进入手术室准备接受手术治疗。

(1)为该患者安置手术体位的工作人员是 （　　）

  A. 麻醉师　　　　B. 手术者　　　　C. 第一助手

  D. 器械护士　　　E. 巡回护士

(2)为该患者安置手术体位的时间是 （　　）

  A. 核对病历后　　B. 麻醉前　　　　C. 麻醉后

  D. 第一助手洗手后　　E. 手术者洗手后

(3)该患者应安置的手术体位是 （　　）

  A. 水平仰卧位　　B. 颈仰卧位　　　C. 半侧卧位

  D. 俯卧位　　　　E. 半坐卧位

(4)若安排护士甲为该手术的器械护士,其术前的准备工作不包括 （　　）

  A. 接待、核对患者　　B. 洗手　　　C. 穿无菌手术衣

  D. 戴无菌手套　　E. 整理无菌桌

（二）名词解释

1. 消毒　　　　　　　　　　　　　2. 灭菌

六、麻醉患者的护理

（一）选择题

A1 型题

1. 麻醉前禁食、禁水的主要目的是 （　　）

  A. 便于术中操作　　B. 预防术中腹胀　　C. 预防术后消化不良

  D. 预防术后便秘　　E. 预防术中呕吐、误吸

2.下列哪一种药物属于局麻前用药　　　　　　　　　　　　　（　　）

　　A.苯巴比妥钠　　　　　　　B.阿托品　　　　　　　　C.氯胺酮

　　D.氯丙嗪　　　　　　　　　E.哌替啶

3.下列用药哪一种不属于麻醉前用药的范畴　　　　　　　　　（　　）

　　A.抗胆碱药　　　　　　　　B.升压药　　　　　　　　C.安定镇静药

　　D.镇痛药　　　　　　　　　E.催眠药

4.采用普鲁卡因行局部麻醉后,成人一次用量不得超过　　　　（　　）

　　A.500mg　　　　　　　　　B.1000mg　　　　　　　　C.1500mg

　　D.1200mg　　　　　　　　　E.1800mg

5.局部浸润麻醉时普鲁卡因的浓度为　　　　　　　　　　　　（　　）

　　A.0.5%~1%　　　　　　　　B.0.25%~0.5%　　　　　　C.1%~2%

　　D.2%~4%　　　　　　　　　E.4%~6%

6.利多卡因局部浸润麻醉时的常用浓度为　　　　　　　　　　（　　）

　　A.1%~2%　　　　　　　　　B.0.5%~1%　　　　　　　C.0.25%~0.5%

　　D.2%~2.5%　　　　　　　　E.0.1%~0.2%

7.麻醉前用药一般为术前多长时间肌内注射　　　　　　　　　（　　）

　　A.20min　　　　　　　　　 B.30min　　　　　　　　　C.60min

　　D.90min　　　　　　　　　 E.10min

8.局麻药中加入0.1%肾上腺素0.3ml,其叙述中错误的是　　　（　　）

　　A.减慢局麻药的吸收　　　　　　　　B.减少毒性反应发生

　　C.延长麻醉时间　　　　　　　　　　D.用于指(趾)、阴茎的神经阻滞麻醉

　　E.高血压、心脏病、老年人不能适用

9.局麻药内加入适量肾上腺素的主要目的是　　　　　　　　　（　　）

　　A.延缓局麻药的吸收　　　　　　　　B.缩短局麻药作用时间

　　C.促进局麻药的扩血管作用　　　　　D.减少手术出血

　　E.促进局麻药的吸收

10.局麻药出现毒性反应时,首先采取的措施为　　　　　　　　（　　）

　　A.立即停止给药,保持呼吸道通畅　　B.肌内注射苯巴比妥钠

　　C.地西泮静脉注射　　　　　　　　　D.给予升压药物提高血压

　　E.人工呼吸

11.为防止误吸,成人麻醉前禁食时间至少为　　　　　　　　　（　　）

　　A.2~3h　　　　　　　　　　B.4~6h　　　　　　　　　C.10~12h

　　D.6~8h　　　　　　　　　　E.20~24h

12.全麻病人呼吸系统并发症或意外不包括　　　　　　　　　　（　　）

　　A.肺气肿　　　　　　　　　B.呼吸抑制　　　　　　　C.气道梗阻

　　D.误吸　　　　　　　　　　E.肺炎、肺不张

13.局麻药毒性反应的发生与下列哪项无关　　　　　　　　　　（　　）

　　A.一次用药量超过最大剂量　　　　　B.误入血管

　　C.注药部位血管丰富使药物吸收过快　D.药液浓度过高

　　E.局麻药中加入肾上腺素

14.硬膜外麻醉发生呼吸抑制的最常见原因为　　　　　　　　　　（　　）

　　A.麻醉平面过高　　　　　B.穿刺操作不当　　　　　C.循环不稳定

　　D.情绪紧张　　　　　　　E.脊髓损伤

15.蛛网膜下腔麻醉,出现严重呼吸困难时,应立即　　　　　　　（　　）

　　A.吸氧　　　　　　　　　B.气管插管、人工呼吸、给氧

　　C.抬高上半身　　　　　　D.应用呼吸兴奋剂　　　　E.测血压

16.预防腰麻后头痛,应采取的护理措施为　　　　　　　　　　（　　）

　　A.手术后去枕平卧6～8h　　　　　　　B.手术后去枕平卧1～2h

　　C.手术后平卧6～8h　　　　　　　　　D.手术后俯卧6～8h

　　E.手术后头低脚高6～8h

17.判断全麻患者完全清醒的依据是　　　　　　　　　　　　　（　　）

　　A.有刺痛反应　　　　　　B.主动睁眼　　　　　　　C.肌张力恢复

　　D.能正确回答问题　　　　E.角膜反射恢复

18.属于分离性强镇痛药的静脉麻醉药是　　　　　　　　　　　（　　）

　　A.硫喷妥钠　　　　　　　B.氯胺酮　　　　　　　　C.依托咪酯

　　D.丙泊酚　　　　　　　　E.咪唑安定

19.地西泮作为局部麻醉前用药,其目的是　　　　　　　　　　（　　）

　　A.肌松作用　　　　　　　B.催眠作用　　　　　　　C.减少呼吸道分泌物

　　D.减轻迷走神经反射　　　E.预防局麻药中毒反应

20.硬膜外麻醉最危险的并发症是　　　　　　　　　　　　　　（　　）

　　A.全脊髓麻醉　　　　　　B.硬膜外血肿　　　　　　C.硬膜外导管折断

　　D.局麻药毒性反应　　　　E.低血压

A2 型题

1.陈某,左手无名指患脓性指头炎,拟在指神经阻滞麻醉下行手术切口引流,为预防局
　麻药毒性反应,下列哪项护理措施是错误的　　　　　　　　　　　　　　（　　）

　　A.局麻药须限量使用　　　　　　　　　B.局麻药浓度不能过高

　　C.常规麻醉前用药　　　　　　　　　　D.麻醉药中加肾上腺素

　　E.防止局麻药进入血管

2.张某,49 岁,有吸烟史,全麻术后回病房,麻醉未清醒,病人血压、脉搏正常,吸气困
　难,呼吸时喉头有啰音,应考虑为　　　　　　　　　　　　　　　　　　（　　）

　　A.舌后坠　　　　　　　　B.呼吸道分泌物多　　　C.呕吐物窒息

　　D.喉痉挛　　　　　　　　E.呼吸不规则

3.刘某,38 岁,硬麻下行胃大部分切除术,术中病人血压、脉搏正常,病人出现吸气困
　难、发绀,喉部发生高调鸡鸣声,考虑为喉痉挛所致,应首先采用的措施为　（　　）

　　A.吸氧　　　　　　　　　　　　　　　B.吸痰

　　C.解除诱因,加压给氧　　　　　　　　D.用一针头经环甲膜刺入气管内输氧

　　E.静脉注射肌松剂后气管插管

4. 患者,男,30岁。因肛门周围脓肿,拟在腰麻下行"脓肿切开引流术"。其麻醉后的护理措施正确的是 （ ）

    A. 取半卧位   B. 垫高枕头

    C. 鼓励患者及时排尿   D. 如头痛可取坐位缓解

    E. 如头痛可抬头缓解

5. 患者,女,32岁。在局麻下行"颈部脂肪瘤切除术",实施局部浸润麻醉后5min,患者突然烦躁不安、呼吸急促、胸闷,继之四肢抽搐、惊厥。该患者最可能的情况是（ ）

    A. 全脊髓麻醉   B. 局麻药毒性反应   C. 脑血管意外

    D. 急性心肌梗死   E. 高血压危象

6. 患者,男,61岁。在全麻下行"胃大部切除术",麻醉实施后不久开始呼吸有鼾声,继而呼吸急促,随后出现鼻翼翕动和三凹征。应首先考虑 （ ）

    A. 呕吐物误吸   B. 舌后坠   C. 气管导管扭折

    D. 低氧血症   E. 坠积性肺炎

7. 患者,男,56岁。在硬膜外麻醉下行"甲状腺大部切除手术",术中突然出现意识不清、血压骤降,并迅速出现昏迷,呼吸和心跳停止,诊断为全脊髓麻醉。下列急救护理措施不恰当的是 （ ）

    A. 面罩加压给氧   B. 遵医嘱给予升压药

    C. 配合医生行心肺脑复苏   D. 配合医生立即重新穿刺

    E. 加快输液速度

8. 患者,女,48岁。因卵巢囊肿于腰麻下行"卵巢囊肿切除术",麻醉中先出现胸闷,继而心慌、烦躁、恶心呕吐、血压进行性下降,随后呼吸困难。首先应考虑 （ ）

    A. 注药速度过快   B. 药物剂量过大

    C. 麻醉平面过高   D. 药物中毒反应

    E. 药物过敏反应

9. 患者,男,35岁。左脚趾患甲沟炎,拟在趾神经阻滞麻醉下行拔甲术。为预防局麻药毒性反应,下列护理措施不正确的是 （ ）

    A. 局麻药须限量注入   B. 局麻药浓度不能过高

    C. 麻醉前给予地西泮   D. 麻醉药中加入适量肾上腺素

    E. 防止局麻药进入血管内

10. 患者,男,54岁。拟在全身麻醉下行"腮腺肿块切除术"。麻醉前30min肌内注射阿托品的主要目的是 （ ）

    A. 有效防止支气管痉挛   B. 减少胃肠道蠕动

    C. 减少呼吸道黏液及唾液分泌   D. 减少麻醉药的用量

    E. 减轻麻醉过程中交感神经过度兴奋

11. 患者,男,51岁。拟在全身麻醉下行"胆总管切开取石、T管引流术",术后2h拔除气管插管,患者意识模糊,生命体征平稳。目前首要的护理措施是 （ ）

    A. 监测生命体征   B. 肢体保暖

    C. 保持呼吸道通畅   D. 防止患者坠床

    E. 保持输液通畅

12. 患者,女,34 岁。拟在腰麻下行"阑尾切除术",麻醉中患者血压从 126/87mmHg 下降至 82/55mmHg。目前首要的护理措施是 （　　）

　　A. 加快手术速度　　　　B. 应用血管扩张剂　　　C. 应用强心药

　　D. 补液扩容　　　　　　E. 立即调整麻醉平面

13. 患者,男,34 岁。急诊在全身麻醉下行"肠修补术",拔除气管插管后转入麻醉复苏室,1h 后患者突然呕吐大量胃内容物,并出现呼吸急促,口唇发绀。可能发生的情况是 （　　）

　　A. 呕吐物窒息　　　　　B. 舌后坠　　　　　　　C. 低氧血症

　　D. 坠积性肺炎　　　　　E. 吻合口破裂

14. 患儿,男,4 岁。因唇腭裂在全身麻醉下拟行"唇腭裂修补术"。首选的麻醉诱导药物是 （　　）

　　A. 硫喷妥钠　　　　　　B. 氯胺酮　　　　　　　C. 依托咪酯

　　D. 咪唑安定　　　　　　E. 丙泊酚

15. 患者,男,67 岁。全麻下行"肺叶切除术",术后 2h 后出现了呼吸费力。应立即采取的护理措施是 （　　）

　　A. 给予呼吸兴奋剂　　　　　　　　　B. 将下颌托起,放入口咽通气道

　　C. 吸痰　　　　　　　　　　　　　　D. 气管内插管

　　E. 气管切开

16. 患者,男,47 岁。在腰麻下行"阑尾切除术",术中出现恶心呕吐。下列除哪项外,均为可能引起上述症状的原因 （　　）

　　A. 麻醉平面过高　　　　　　　　　　B. 麻醉平面过低

　　C. 迷走神经亢进导致胃肠蠕动增强　　D. 手术牵拉腹腔内脏

　　E. 患者对术中用药敏感

A3 型题

1. 王某,男,60 岁全麻术后回病房,麻醉未清醒,病人血压为 90/60mmHg,心率 92 次/min,呼吸困难,有鼾声。

　　(1)该病人应考虑 （　　）

　　　A. 喉痉挛　　　　　B. 呼吸道分泌物多　　　C. 舌后坠

　　　D. 误吸　　　　　　E. 血压下降

　　(2)最主要的护理诊断为 （　　）

　　　A. 有窒息的危险　　B. 气体变换受损　　　　C. 低效性呼吸状态

　　　D. 有受伤的危险　　E. 心输出量减少

　　(3)首先采取的护理措施应为 （　　）

　　　A. 吸痰　　　　　　　　　　　　B. 加压吸氧

　　　C. 头偏向一侧　　　　　　　　　D. 加快输液速度

　　　E. 用手托起下颌,使舌在下颌切牙之前,至鼾声消失

2. 患者,男,40 岁。因痔疮出血量大导致贫血,拟在腰麻下行痔核切除术,术后生命体征平稳,主诉头痛。

　　(1)引起患者头痛最可能的原因是 （　　）

  A.颅内压增高

  B.脑脊液漏出过多

  C.麻醉时选用的穿刺针过细

  D.蛛网膜出血继发血肿引起颅内压变化

  E.围手术期未给予足量补液

 (2)为预防腰麻后头痛,正确的体位是   ( )

  A.半卧位   B.侧卧位   C.去枕平卧 16h

  D.去枕平卧 6～8h   E.坐位

3.患者,男,40 岁。在局麻下行左前臂脂肪瘤切除术,用普鲁卡因局部麻醉后不久出现恶心、面色潮红、视物模糊、血压上升、烦躁不安等表现。

 (1)首先考虑该患者可能出现的情况是   ( )

  A.精神过度紧张   B.高血压危象   C.低血糖反应

  D.局麻药中毒反应   E.药物过敏反应

 (2)为预防患者出现上述反应,应采取的措施是   ( )

  A.普鲁卡因内加入大量肾上腺素

  B.选择血流丰富部位注射普鲁卡因

  C.一次性给予足量普鲁卡因

  D.避免将普鲁卡因注入血管内

  E.麻醉前无需使用地西泮

 (3)针对该患者目前的情况,应采取的措施是   ( )

  A.加快手术速度

  B.减慢普鲁卡因注药的速度

  C.立即停药,吸氧

  D.降低普鲁卡因的药液浓度

  E.肌内注射肾上腺素

(二) 名词解释

1.麻醉   2.全麻

七、围手术期患者的护理

(一) 选择题

A1 型题

1.手术日晨的准备中,下列哪项是错误的   ( )

  A.如有发热应给予退热药   B.如有活动义齿应取下

  C.按医嘱给术前用药   D.进手术室前常规排尿

  E.按手术需要将有关资料和用物带入手术室

2.下列疾病应行急症手术的是   ( )

  A.胆囊结石   B.胰头癌伴黄疸

  C.膀胱癌   D.急性乳腺炎

E. 急性化脓性阑尾炎

3. 术前胃肠道准备的目的,下列哪项是不正确的　　　(　)

　A. 利于肺气体交换　　　　　　　B. 防止麻醉及手术时呕吐

　C. 减轻术后腹胀　　　　　　　　D. 防止术中大便污染手术区

　E. 减少术后感染机会

4. 患者术前深呼吸训练,下列哪项需给予纠正　　　(　)

　A. 吸气时腹部隆起　　　　　　　B. 呼气时腹部尽力收缩

　C. 鼻吸口呼　　　　　　　　　　D. 深吸慢呼

　E. 胸廓随呼吸大幅度活动

5. 蛛网膜下腔阻滞的病人去枕平卧位 6～8h 主要是预防　　　(　)

　A. 头痛　　　　　B. 呕吐　　　　　C. 低血压

　D. 切口痛　　　　E. 腹痛

6. 颅脑手术后无休克昏迷的病人采取的卧位应是　　　(　)

　A. 平卧头转向一侧　　　　　　　B. 15°～30°头高脚低斜坡卧位

　C. 高半坐卧位　　　　　　　　　D. 低半坐卧位

　E. 半坐位

7. 术后半卧位的目的不包括　　　(　)

　A. 利于引流,防止膈下脓肿　　　B. 利于呼吸,增加肺通气量

　C. 有利于血液循环　　　　　　　D. 利于排尿

　E. 减轻腹壁切口张力

8. 下列哪项属于限期手术　　　(　)

　A. 胃、十二指肠溃疡病行胃大部切除术　　B. 未嵌顿的腹外疝手术

　C. 贲门癌根治术　　　　　　　　D. 甲状腺良性腺瘤切除术

　E. 肝破裂行修补术

9. 择期手术病人,常规禁食、禁饮的时间是　　　(　)

　A. 禁食 4h,禁水 2h　　　　　　B. 禁食 6h,禁饮 2h

　C. 禁食 12h,禁饮 4h　　　　　 D. 禁食 24h,禁饮 12h

　E. 禁食 3 天,禁饮 4h

10. 甲状腺腺瘤的备皮范围是　　　(　)

　A. 下唇至乳头连线,两侧至斜方肌前缘

　B. 下唇至锁骨平面,两侧至斜方肌前缘

　C. 上唇至乳头连线,两侧至斜方肌前缘

　D. 下唇至胸骨角,两侧至斜方前前缘

　E. 下唇至肋缘平面,两侧至斜方肌前缘

11. 术前疼痛的护理措施中,下列哪项是错误的　　　(　)

　A. 加强生命体征和腹部体征的观察

　B. 评估疼痛的性质、部位、持续时间及有无牵涉痛

　C. 协助取半卧位

　D. 指导病人应用放松技巧

　　E.急腹症病人诊断不明时应用止痛剂

12.促进睡眠的有效措施不包括　　　　　　　　　　　　　　　　　（　　）

　　A.消除不良睡眠的诱因　　　　　　　B.创造良好休息环境

　　C.提供放松技术

　　D.尽量减少病人白天睡眠的时间和次数

　　E.呼吸衰竭者应用镇静安眠药

13.全身麻醉未醒的病人应采取的卧位是　　　　　　　　　　　　　（　　）

　　A.半卧位　　　　　　　B.平卧位　　　　　　　C.头高斜坡位

　　D.休克卧位　　　　　　E.去枕平卧位,头转向一侧

14.腹部手术后患者出现呼吸困难、发绀、呼吸音减弱或消失应首先考虑为　（　　）

　　A.切口感染　　　　　　B.肺不张和肺炎　　　　C.气胸

　　D.血胸　　　　　　　　E.支气管炎

15.术后恶心、呕吐的处理常采用　　　　　　　　　　　　　　　　（　　）

　　A.应用抗生素　　　　　B.注射阿托品　　　　　C.保证水、电解质的平衡

　　D.胃肠减压　　　　　　E.取平卧位

16.胃肠道手术后引起的腹胀宜首先采用　　　　　　　　　　　　　（　　）

　　A.胃肠减压　　　　　　B.肛管排气　　　　　　C.口服吗叮啉

　　D.肌注新斯的明　　　　E.高渗盐水低压灌肠

17.术后尿潴留的处理首先是　　　　　　　　　　　　　　　　　　（　　）

　　A.在无菌技术下导尿　　　　　　　　B.鼓励或诱导病人自行排尿

　　C.下腹部热敷　　　　　　　　　　　D.使用镇静药

　　E.针刺疗法

18.预防切口感染的措施中,下列哪项是错误的　　　　　　　　　　（　　）

　　A.手术时严格遵守无菌操作　　　　　B.手术切口缝合前以无菌盐水冲洗

　　C.手术前后提高病人的抵抗能力　　　D.手术切口缝合尽可能紧密

　　E.感染机会较大时,应放置引流皮片

19.胃肠减压拔管最可靠的指征是　　　　　　　　　　　　　　　　（　　）

　　A.体温正常　　　　　　B.腹胀消失　　　　　　C.肛门排气

　　D.肠蠕动情况　　　　　E.吸出液体量少

20.全身麻醉下行全肺切除的病人,术后未清醒前应多长时间观察一次生命体征（　　）

　　A.15～30min　　　　　B.30～60min　　　　　C.1～2h

　　D.4h　　　　　　　　　E.8h

21.手术后早期,患者腹胀的主要原因是　　　　　　　　　　　　　（　　）

　　A.胃肠功能受抑制　　　　　　　　　B.血液内气体弥散到肠腔内

　　C.麻痹性肠梗阻　　　　　　　　　　D.组织代谢产生气体

　　E.细菌代谢产生气体

22.手术后并发尿路感染最基本的原因是　　　　　　　　　　　　　（　　）

　　A.尿潴留　　　　　　　B.肾盂肾炎　　　　　　C.前列腺炎

　　D.尿道炎　　　　　　　E.膀胱炎

23.下列除哪项外,均为手术后早期活动的目的 （　）

    A.减少肺部并发症   B.减少下肢深静脉血栓形成

    C.改善营养状况   D.有利肠道功能恢复

    E.减少尿潴留

A2 型题

1.患者,男性,58 岁。患结肠癌,拟行左结肠癌根治术,术前几日需服用肠道不吸收的
抗菌药物 （　）

    A.1 日   B.2 日   C.3 日

    D.4 日   E.5 日

2.患者女性,32 岁,蛛网膜下腔麻醉下行阑尾切除术后第 3 天,诉创口剧痛难忍,测体
温 38.5℃,脉搏 92 次/min,血白细胞计数 $14×10^9/L$,首先考虑的是 （　）

    A.肺不张   B.尿路感染   C.切口感染

    D.上呼吸道感染   E.外科热

3.患者男性 70 岁,贲门癌根治术后 1 周,诉小腿轻度疼痛和压痛,体检示患肢凹陷性水
肿,腓肠肌挤压试验阳性,下列哪项处理方法是错误的 （　）

    A.抬高患肢,制动   B.忌经患肢静脉输液

    C.局部按摩   D.低分子右旋糖酐溶栓治疗

    E.抗凝治疗

4.纪某,41 岁。因门静脉高压症、上消化道大出血急诊入院,入院后经三腔管压迫止血
有效,拟择期行门静脉高压分流手术。术前准备期间,自诉失眠、心慌,担心麻醉及手
术效果。其主要护理诊断是 （　）

    A.恐惧   B.焦虑   C.睡眠型态紊乱

    D.知识缺乏   E.体液不足

5.王某,70 岁。上腹部隐痛 1 年,近 1 个月加重,疼痛规律改变,精神状态差,消瘦明
显,经胃镜检查确诊为胃癌,将于近日择期行胃癌根治术。术前准备中不妥的一项是
（　）

    A.术前 1～2 周禁止吸烟   B.术前 1～2 日进流质

    C.术前 3 日起每晚温盐水洗胃   D.术前晚灌肠

    E.积极纠正营养不良

6.李某,60 岁。因绞窄性肠梗阻行坏死小肠切除术。术后 8 日拆线,当日打喷嚏时,突
然感觉伤口有液体流出,检查可见伤口敷料被红色液体浸湿,伤口有 2cm 长裂隙,未
发现有内脏脱出。应考虑为 （　）

    A.切口感染   B.切口部分裂开

    C.切口完全裂开   D.切口缝线反应

    E.切口脂肪液化

7.患者,男,20 岁。阑尾切除术后,嘱咐其早期下床活动的主要目的是防止 （　）

    A.内出血   B.盆腔脓肿

    C.肠黏连   D.切口感染

    E.肠瘘

8. 患者,男,30 岁。因外伤性休克、怀疑脾破裂由门诊直接送入手术室。在医师和麻醉师进行术前准备的同时,护士应首先进行的处理为　　　　　　　　　　　　(　　)
A. 补液、抽血配血　　　　　B. 灌肠　　　　　　　C. 手术区备皮
D. 准备手术器械　　　　　　E. 留置尿管

9. 患者,女,58 岁。因急性阑尾炎准备行手术治疗。患者表现恐惧,焦虑不安,应首先采取的护理措施是　　　　　　　　　　　　　　　　　　　　　　　　(　　)
A. 生活护理　　　　　　　　B. 心理护理　　　　　C. 严密观察病情变化
D. 术前常规护理　　　　　　E. 做好床位准备

10. 患者,男,23 岁。因阑尾穿孔行阑尾切除术后 1 周拆线,发现切口红肿,两天后红肿消退,该切口的愈合类型为　　　　　　　　　　　　　　　　　　　　　(　　)
A. Ⅱ类甲级　　　　　　　　B. Ⅱ类乙级　　　　　C. Ⅲ类甲级
D. Ⅲ类乙级　　　　　　　　E. Ⅲ类丙级

11. 患者,女,65 岁。胃癌根治术后第 8 天拆线,见切口愈合处有炎症反应,但未化脓。其愈合类型是　　　　　　　　　　　　　　　　　　　　　　　　　(　　)
A. 甲级愈合　　　　　　　　B. 乙级愈合　　　　　C. 丙级愈合
D. 丁级愈合　　　　　　　　E. 不愈合

12. 患者,男,45 岁。在硬脊膜外腔麻醉下行右腹股沟斜疝修补术,术后安返病室,麻醉已清醒,血压平稳。为其安置的正确体位是　　　　　　　　　　　　　(　　)
A. 俯卧位　　　　　　　　　B. 半卧位　　　　　　C. 侧卧位
D. 斜坡卧位　　　　　　　　E. 平卧位

13. 患者,男,56 岁。上腹部术后第 6 天,出现顽固性呃逆,应警惕　　　　　(　　)
A. 切口感染　　　　　　　　B. 肺不张　　　　　　C. 膈下感染
D. 急性胃扩张　　　　　　　E. 肠梗阻

14. 患者,女,51 岁。胃癌根治术后 3h,腹腔引流管引出大量血性液体,进行性增多,测血压 90/55mmHg,脉搏 102 次/min。应采取的紧急措施是　　　　　　　(　　)
A. 应用抗菌药　　　　　　　B. 输血,准备立即手术止血　　C. 吸氧
D. 夹闭腹腔引流管　　　　　E. 胃肠减压

15. 患者,女,35 岁。因胃溃疡行胃大部切除术后。下列胃肠减压管的护理错误的是
　　　　　　　　　　　　　　　　　　　　　　　　　　　　　　　　(　　)
A. 患者应禁食　　　　　　　B. 保持减压管通畅　　C. 如胃管堵塞,禁止冲洗
D. 注意口腔护理　　　　　　E. 记录吸出液的量及性质

16. 患者,男,56 岁。门静脉高压分流术后第 5 天,咳嗽频繁,自诉痰液黏稠不能咳出。主要的护理措施是　　　　　　　　　　　　　　　　　　　　　　　(　　)
A. 应用镇咳药物　　　　　　B. 鼓励翻身　　　　　C. 戒烟
D. 应用抗生素　　　　　　　E. 超声雾化吸入

17. 患者,男,43 岁。因胃溃疡行胃大部切除术,术后当日,护士应严密观察的内容是
　　　　　　　　　　　　　　　　　　　　　　　　　　　　　　　　(　　)
A. 胃管引流液与血压的变化　　B. 体温　　　　　　　C. 肠鸣音与肛门排气
D. 切口疼痛　　　　　　　　　E. 咳嗽、咳痰情况

18. 患者,男,24 岁。因胃穿孔并发弥漫性腹膜炎手术后第 6 天,出现发热、寒战,右上
　　腹疼痛,伴有呃逆。首先应考虑　　　　　　　　　　　　　　　　　　　　　　　（　　）
　　　A. 膈下脓肿　　　　　　　　B. 切口感染　　　　　　C. 门静脉炎
　　　D. 肝脓肿　　　　　　　　　E. 肠黏连

19. 患者,男,68 岁。因胃癌拟行胃癌根治术。最简单而有效的预防术后肺不张的方法
　　是　　　　　　　　　　　　　　　　　　　　　　　　　　　　　　　　　　　　　　　（　　）
　　　A. 吸氧　　　　　　　　　　B. 应用有效抗生素　　　C. 应用祛痰药物
　　　D. 雾化吸入　　　　　　　　E. 鼓励患者练习深呼吸、有效咳嗽和排痰

20. 患者,男,30 岁。因脾破裂行急症手术后第 7 天出现切口裂开。下列处理措施不妥
　　的是　　　　　　　　　　　　　　　　　　　　　　　　　　　　　　　　　　　　　（　　）
　　　A. 安慰患者　　　　　　　　　　　　　B. 立即用生理盐水纱布覆盖
　　　C. 立即在病床上将内脏还纳　　　　　　D. 立即用腹带包扎
　　　E. 立即送手术室缝合

21. 患者,男,56 岁。因肝癌行肝叶切除术后下肢出现深静脉血栓。严禁局部按摩的主
　　要目的是　　　　　　　　　　　　　　　　　　　　　　　　　　　　　　　　　　（　　）
　　　A. 减轻疼痛　　　　　　　　B. 减少刺激　　　　　　C. 便于消肿
　　　D. 防止感染　　　　　　　　E. 防止血栓脱落

22. 患者,男,40 岁。全身麻醉下行肺叶切除术。该患者可以进食的判断标准是（　　）
　　　A. 术后 6 小时　　　　　　　B. 术后 24～48 小时　　C. 术后立即
　　　D. 完全清醒、无恶心呕吐　　E. 没有限制

23. 患者,女,65 岁。因胆道结石拟行胆总管切开取石术,既往有高血压病史多年,糖尿
　　病病史 4 年。其错误的术前准备是　　　　　　　　　　　　　　　　　　　　　　（　　）
　　　A. 控制血糖至正常范围低限　　　　　　B. 维持水、电解质平衡
　　　C. 合理降压　　　　　　　　　　　　　D. 检测凝血功能
　　　E. 深呼吸训练

24. 患者,女,45 岁,胃癌根治术后第 1 天。下列除哪项外,均为嘱患者取低半卧位的目
　　的　　　　　　　　　　　　　　　　　　　　　　　　　　　　　　　　　　　　　　（　　）
　　　A. 有利于呼吸和循环　　　　　　　　　B. 防止切口感染
　　　C. 减轻腹壁张力　　　　　　　　　　　D. 预防肺部并发症
　　　E. 防止膈下脓肿

A3 型题

1. 患者女性,32 岁,因甲状腺功能亢进入院,择期手术治疗,在术前准备期间,病人害怕
　　手术,焦虑不安。
　　（1）稳定病人情绪,解除焦虑的护理措施中哪项不妥　　　　　　　　　　　　　（　　）
　　　A. 注意家庭成员的负性示范作用
　　　B. 不回答有关手术的询问
　　　C. 术前安排与手术成功病人同住一间
　　　D. 允许家属陪护
　　　E. 安排亲属及时探视

(2)术后多采用哪种卧位 （ ）

    A.半坐卧位   B.头高脚低位   C.高半坐卧位

    D.低半坐卧位   E.斜坡卧位

2.患者吴某,50岁,5天前因胃溃疡行毕Ⅱ式胃大部切除术,肛门未排气,且伴严重腹胀,肠鸣音消失。

(1)患者可能发生 （ ）

    A.肠麻痹   B.机械性肠梗阻   C.吻合口梗阻

    D.黏连性肠梗阻   E.胃肠功能紊乱

(2)在采取的措施中不正确的是 （ ）

    A.持续性胃肠减压   B.放置肛管   C.鼓励病人下床活动

    D.禁食   E.调理饮食

3.王某,50岁,患"十二指肠溃疡"30年,上腹部隐痛1年,近1个月又出现呕吐并逐渐加剧,呕吐宿食。精神状态差,消瘦明显,皮肤弹性差,贫血貌,经胃镜检查确诊为十二指肠溃疡并发幽门梗阻,将于近日择期行胃大部切除术。

(1)从提高病人对手术的耐受力考虑,首要的护理诊断是 （ ）

    A.焦虑   B.知识缺乏   C.营养失调:低于机体需要量

    D.活动无耐力   E.有感染的危险

(2)特殊的术前准备是 （ ）

    A.术前禁食、禁饮   B.术前12日进流质

    C.术前3日起每晚温盐水洗胃   D.术前晚肥皂水灌肠

    E.术日晨插导尿管

(3)术后饮食指导正确的一项是 （ ）

    A.术后第1日流质,2日后改半流质   B.术后第2日流质,5日后改半流质

    C.肛门排气后进流质,酌情改半流质   D.肛门排气后,可进半流质

    E.迅速补足营养,不必限制饮食

4.患者,男,54岁。半年来排便次数增多,大便形状变细,粪便表面带有暗红色血液,体重明显减轻,食欲差。入院诊断直肠癌,准备行手术治疗。

(1)下列术前准备不正确的是 （ ）

    A.术前练习深呼吸运动   B.补充热量和膳食纤维

    C.术前指导患者床上活动   D.预防性应用抗生素

    E.术前1天开始肠道准备

(2)下列除哪项外,均为该患者术日晨的准备内容 （ ）

    A.留置导尿管   B.放置胃管   C.用温盐水洗胃

    D.遵医嘱术前给药   E.取下活动的义齿

(3)下列除哪项外,均为该患者目前主要的护理诊断 （ ）

    A.焦虑和恐惧   B.睡眠形态紊乱   C.营养失调

    D.知识缺乏   E.疼痛

5.患者,女性,76岁,35年吸烟史。脊柱手术后卧床3周,自诉左侧小腿疼痛,有紧束感,并逐渐出现下肢水肿。

(1)应首先考虑的并发症是　　　　　　　　　　　　　　　　　　　（　　）

　　A. 肌肉萎缩　　　　　　　　　　　B. 水、电解质紊乱

　　C. 关节炎　　　　　　　　　　　　D. 切口感染

　　E. 下肢深静脉血栓形成

(2)为预防该术后并发症,主要的护理措施是　　　　　　　　　　　（　　）

　　A. 定时观察,早期发现　　　　　　B. 预防性应用抗菌药

　　C. 抬高患肢　　　　　　　　　　　D. 热敷、理疗

　　E. 早期进行床上活动

(3)下列因素除哪项外,均与该并发症的发生有关　　　　　　　　　（　　）

　　A. 血流缓慢　　　　　B. 术后感染　　　　　C. 静脉壁的损伤

　　D. 血液高凝状态　　　E. 术后制动

6.患者,女,45岁。因转移性右下腹14h入院,检查确诊为阑尾炎,术中发现阑尾充血肿胀明显,局部已穿孔,有较多脓性分泌物。术后第4天,患者自述切口疼痛加重,局部检查发现切口红肿、压痛,有黄色分泌物流出。测体温为38.4℃。

(1)考虑该患者出现的并发症是　　　　　　　　　　　　　　　　　（　　）

　　A. 切口裂开　　　　　B. 切口疼痛　　　　　C. 腹腔脓肿

　　D. 切口感染　　　　　E. 肺炎

(2)当前正确的处理方法是　　　　　　　　　　　　　　　　　　　（　　）

　　A. 拆除缝线,局部引流　　　　　　B. 应用大剂量抗生素

　　C. 局部热敷　　　　　　　　　　　D. 用碘伏消毒切口

　　E. 加强营养支持,促进愈合

(3)下列除哪项外,均为预防切口感染的措施　　　　　　　　　　　（　　）

　　A. 合理使用抗生素　　　　　　　　B. 保证足够的营养

　　C. 术前处理使腹压突然升高的疾病　D. 术中严格无菌操作

　　E. 术中彻底止血

A4 型题

1.患者,女,55岁。因上腹部不适3年,加重半年,伴黑便1周入院。明确诊断后行胃癌根治术。术后禁食,留置胃管和腹腔引流管,给予静脉输液等治疗。术后第3日,患者自述"没有力气下床",腹胀难忍,尚未肛门排气。

(1)患者目前最主要的护理诊断/问题为　　　　　　　　　　　　　（　　）

　　A. 潜在并发症:腹腔感染

　　B. 营养失调低于机体需要量:与术后禁食有关

　　C. 活动无耐力:与手术创伤有关

　　D. 腹胀:与肠蠕动尚未恢复有关

　　E. 体液不足:与禁食、引流有关

(2)针对目前情况,有效的护理措施是　　　　　　　　　　　　　　（　　）

　　A. 鼓励进行床旁活动　　　　　　　B. 吸氧、雾化吸入

　　C. 镇静、解痉　　　　　　　　　　D. 鼓励进食

　　E. 夹闭胃管,促进肠蠕动

(3)下列胃肠减压管的护理措施,错误的是 （ ）

A. 观察引流液的量、颜色变化　　　　B. 保持引流管通畅,防止阻塞

C. 妥善固定引流管　　　　D. 按时更换引流瓶

E. 引流液量少时即拔除

(4)若术后第 5 日患者出现发热、呼吸和心率增快,继而出现呼吸困难、紫绀,胸部听诊有局限性湿性啰音等表现,应考虑可能出现 （ ）

A. 膈下感染　　　B. 肺部感染　　　C. 胸膜炎

D. 外科手术热　　　E. 腹膜炎

2. 患者,男,44 岁。因胃窦部溃疡在硬膜外麻醉下行胃大部切除术,手术顺利,术后安返病房。

(1)术后 12h 内应特别注意观察的并发症是 （ ）

A. 胃肠吻合口瘘　　　B. 吻合口梗阻　　　C. 吻合口出血

D. 吻合口破裂　　　E. 十二指肠残端瘘

(2)术后需禁食的时间大约为 （ ）

A. 1 天　　　B. 2～3 天　　　C. 5～6 天

D. 7～9 天　　　E. 10～12 天

(3)若术后胃肠减压管阻塞,应采取的措施是 （ ）

A. 重新置管　　　B. 加压吸引　　　C. 停止减压吸引

D. 生理盐水 10～20ml 冲洗胃管

E. 立即用止血钳夹住胃管末端

（二）名词解释

1. 手术前后护理　　　　2. 择期手术

3. 外科热　　　　4. 耐受良好

八、外科感染患者的护理

（一）选择题

A1 型题

1. 化脓性感染病人选择抗菌药物最理想的根据是 （ ）

A. 细菌的种类　　　B. 感染的部位　　　C. 病情

D. 脓液的性状　　　E. 细菌药物敏感试验

2. 面部危险三角区疖肿的危害是 （ ）

A. 易引起面部蜂窝织炎　　　　B. 易侵犯上颌窦

C. 易引起颅内化脓性感染　　　　D. 感染溃破影响面容

E. 易引起唇痈

3. 蜂窝织炎的主要致病菌为 （ ）

A. 溶血性链球菌　　　B. 金黄色葡萄球菌　　　C. 铜绿假单胞菌

D. 厌氧菌　　　E. 大肠埃希菌

4. 全身化脓性感染的护理措施,以下哪项是错误的 （　）

    A. 对感染严重者,严密观察病情

    B. 高热者应给予物理降温

    C. 体温突然降至正常以下,说明病情好转,不需处理

    D. 加强生活护理和基础护理

    E. 遵医嘱合理、正确使用抗菌药物

5. 严重感染时应用抗菌药物最好的途径是 （　）

    A. 口服　　　　　　　B. 皮下注射　　　　　C. 肌内注射

    D. 静脉滴注　　　　　E. 分次静脉注射

6. 有传染性需隔离的外科感染性疾病是 （　）

    A. 疖　　　　　　　　B. 痈　　　　　　　　C. 丹毒

    D. 淋巴管炎　　　　　E. 蜂窝织炎

7. 感染灶表面出现一条或多条"红线"是 （　）

    A. 网状淋巴管炎　　　B. 浅部静脉炎　　　　C. 浅部淋巴管炎

    D. 深部淋巴管炎　　　E. 急性蜂窝织炎

8. 处理疖时应禁忌 （　）

    A. 外敷鱼石脂软膏　　B. 挤压　　　　　　　C. 2%碘酊涂抹

    D. 石炭酸烧灼顶部　　E. 待其自行吸收

9. 脓肿最佳的治疗措施是 （　）

    A. 应用足量有效的抗生素　　　　　　B. 穿刺抽出脓液并注入抗生素

    C. 热敷　　　　　　　　　　　　　　D. 少量多次输血

    E. 切开引流

10. 脓性指头炎若不及时治疗易导致的并发症为 （　）

    A. 化脓性腱鞘炎　　　B. 败血症　　　　　　C. 脓血症

    D. 末节指骨坏死　　　E. 手掌间隙感染

11. 颈部急性蜂窝织炎易发生的严重后果是 （　）

    A. 颅内化脓性海绵状静脉窦炎

    B. 败血症

    C. 脓血症　　　　　　　　　　　　　D. 吞咽困难

    E. 呼吸困难、窒息

12. 全身化脓性感染做血细菌培养,其最佳采血时间是 （　）

    A. 寒战、高热时　　　B. 高热间歇时　　　　C. 空腹时

    D. 输入抗菌药物时　　E. 输入抗生素后

13. 破伤风杆菌感染的敷料采用的处理方法是 （　）

    A. 高压蒸气灭菌法　　B. 消毒液浸泡法　　　C. 干烤法

    D. 熏蒸法　　　　　　E. 燃烧法

14. 破伤风最常见的致死原因是 （　）

    A. 严重感染　　　　　B. 惊厥　　　　　　　C. 水、电解质紊乱

    D. 窒息　　　　　　　E. 心功能不全

15. 破伤风的潜伏期平均为 （　　）

    A. 3～5 天   B. 6～12 天   C. 11～20

    D. 24h 以内   E. 36～48h

16. 破伤风患者注射大量破伤风抗毒素的目的是 （　　）

    A. 控制和解除痉挛   B. 抑制破伤风杆菌的生长

    C. 减少毒素的产生   D. 中和游离毒素

    E. 中和游离与结合的毒素

17. 破伤风患者最早发生痉挛的肌肉是 （　　）

    A. 颈项肌   B. 腹肌   C. 背肌

    D. 四肢肌   E. 咀嚼肌

18. 开放性损伤后预防破伤风的有效措施是 （　　）

    A. 清创并注射青霉素   B. 清创并注射破伤风抗毒素

    C. 注射破伤风类毒素   D. 清创并注射破伤风类毒素

    E. 注射人体破伤风球蛋白

19. 破伤风病人护理措施中,下列哪项是错误的 （　　）

    A. 病人住单人隔离病房   B. 保持病室安静

    C. 病室内光线应明亮充足   D. 按接触隔离病人要求护理病人

    E. 护理操作应尽量集中

20. 破伤风最早出现的症状是 （　　）

    A. 角弓反张   B. 颈项强直   C. 苦笑面容

    D. 张口不便   E. 四肢抽搐

21. 治疗破伤风的中心环节是 （　　）

    A. 伤口处理   B. 大量使用抗毒素   C. 控制痉挛

    D. 纠正水电解质紊乱   E. 气管切开

22. 下列对破伤风抽搐病人的护理哪项是错误的 （　　）

    A. 为减少刺激,不需专人护理   B. 病床上加床栏,防止坠床

    C. 床边备有气管切开包   D. 床边备有吸引器

    E. 可在病人牙间放入一小卷纱布

23. 对气性坏疽病人用过的器械最好的灭菌方法是 （　　）

    A. 高压蒸气灭菌   B. 焚毁   C. 煮沸消毒 1h

    D. 3% 碘酊浸泡   E. 3% H_2O_2 浸泡

24. 关于气性坏疽的诊断,下列哪项不正确 （　　）

    A. 伤口剧烈疼痛,局部肿胀明显   B. 全身中毒症状严重

    C. 伤口周围可扪到捻发音   D. X 线检查伤口肌群间有气体

    E. 伤口分泌物涂片发现大量革兰染色阴性细菌

25. 气性坏疽预防的关键是 （　　）

    A. 尽快彻底清创   B. 注射多价气性坏疽抗毒素

    C. 全身使用大剂量的抗生素   D. 增强机体抵抗力

    E. 应用类毒素

A2 型题

1. 吴某,26 岁。因足癣搔抓破溃后感染,感染灶近侧出现一条红线,韧而有压痛,伴有畏寒、发热。应考虑是　　　　　　　　　　　　　　　　　　　　　　（　　）
   A. 局部脓肿　　　　　　　　　　　　　B. 丹毒
   C. 急性蜂窝织炎　　　　　　　　　　　D. 急性淋巴管炎
   E. 局部过敏

2. 林某,20 岁。右上唇疖肿,跌倒时疖肿受到碰击,2h 后突然寒战、高热,面部高度肿胀,以两眼附近软组织肿胀最为明显。应考虑是　　　　　　　　　　（　　）
   A. 面部疖　　　　　　B. 面部痈　　　　　　C. 面部蜂窝织炎
   D. 颅内化脓性感染　　E. 败血症

3. 患儿,女,5 岁。右臀部肌肉注射后疼痛、肿胀 6 天,伴有高热、头痛、乏力、纳差,疑有深部脓肿。其最可靠的诊断依据是　　　　　　　　　　　　　　　　（　　）
   A. 局部红肿　　　　　B. 波动感　　　　　　C. 穿刺抽得脓液
   D. 患肢功能障碍　　　E. 血白细胞计数升高

4. 患者,男,62 岁,因颈部蜂窝织炎入院,颈部肿胀明显。护理观察中应特别注意
   　　　　　　　　　　　　　　　　　　　　　　　　　　　　　　　　（　　）
   A. 体温　　　　　　　B. 呼吸　　　　　　　C. 血压
   D. 吞咽　　　　　　　E. 神志

5. 患者,女,26 岁,产后 4 周。主诉发热、右侧乳房疼痛,体格检查:局部红肿明显、有波动感。最主要的处理措施是　　　　　　　　　　　　　　　　　　　（　　）
   A. 托起患侧乳房　　　　　　　　　　　B. 33％硫酸镁湿敷
   C. 局部物理疗法　　　　　　　　　　　D. 及时切开引流
   E. 全身应用抗生素

6. 患者,男,28 岁。因刀伤急诊入院治疗,未曾接受过破伤风主动免疫。为预防破伤风的发生,应采取的措施是　　　　　　　　　　　　　　　　　　　　　　（　　）
   A. 注射破伤风类毒素 0.5ml　　　　　　B. 注射破伤风毒素 0.5ml
   C. 注射破伤风抗毒素 1500U　　　　　　D. 注射青霉素 640 万 U
   E. 注射破伤风类毒素 0.5ml＋抗毒素 1500U

7. 患者,男,20 岁。足底不慎被刺伤后发生破伤风,频繁抽搐。控制痉挛的主要措施是
   　　　　　　　　　　　　　　　　　　　　　　　　　　　　　　　　（　　）
   A. 应用抗生素　　　　B. 补液　　　　　　　C. 吸氧
   D. 按时用镇静药　　　E. 静脉滴注破伤风抗毒素

A3 型题

1. 患者,男,21 岁。自行挤压面部疖肿,2 日后突然寒战、高热,局部疼痛、肿胀明显,全身皮肤见散在瘀血点。测血白细胞 18×10^9/L,中性粒细胞 87％。
   (1) 目前该患者最主要的护理诊断是　　　　　　　　　　　　　　　　（　　）
   A. 体温过高　　　　　　　　　　　　　B. 有受伤的危险
   C. 体液不足　　　　　　　　　　　　　D. 营养失调:低于机体需要量
   E. 恐惧

(2)下列处理措施,错误的是　　　　　　　　　　　　　　　（　　）

A.等待血培养结果再进一步处理　　B.联合应用抗生素静脉滴注

C.纠正水电解质失调、酸中毒　　　　D.物理降温

E.卧床休息

2.患者,女,36岁。不慎被修鞋针刺伤左食指尖,近3日来疼痛逐渐加重,局部肿胀,阵阵跳痛,不能入睡。

(1)估计患者左食指现已发展为　　　　　　　　　　　　　（　　）

A.局部血肿　　　　B.蜂窝织炎　　　　C.脓性指头炎

D.甲沟炎　　　　　E.滑囊炎

(2)当前首要的处理措施是　　　　　　　　　　　　　　　（　　）

A.应用止痛药　　　B.应用抗生素　　　C.抬高患肢

D.卧床休息　　　　E.切开引流

3.患者,男,52岁。颈部皮肤红肿伴剧痛、发热3天就诊,查体温38.6℃,颈右侧皮肤色鲜红,边界不清,颈淋巴结肿大。血培养结果为厌氧菌感染。

(1)该患者可能的情况是　　　　　　　　　　　　　　　　（　　）

A.急性蜂窝织炎　　B.急性淋巴管炎　　C.急性滑囊炎

D.化脓性腱鞘炎　　E.化脓性滑囊炎

(2)其处理措施欠妥的是　　　　　　　　　　　　　　　　（　　）

A.局部制动　　　　　　　　　　B.局部进行湿热敷、理疗

C.改善全身营养状况　　　　　　D.及时应用有效抗生素

E.局部加压包扎

(3)病情观察的重点是　　　　　　　　　　　　　　　　　（　　）

A.脉搏　　　　　　B.呼吸　　　　　　C.局部情况

D.饮食　　　　　　E.用药效果

4.患者,女,40岁。因外伤后导致破伤风入院,出现全身肌肉持续性收缩及阵发性痉挛。

(1)目前治疗的重点是　　　　　　　　　　　　　　　　　（　　）

A.卧床休息　　　　B.清除毒素　　　　C.隔离

D.镇静解痉　　　　E.防止意外

(2)为中和血中游离毒素,应及时应用　　　　　　　　　　（　　）

A.TAT　　　　　　B.青霉素　　　　　C.氧气

D.甲硝唑　　　　　E.维生素

(3)若患者出现呼吸困难,应尽早采取的措施是　　　　　　（　　）

A.给氧　　　　　　B.加压给氧　　　　C.高压氧治疗

D.解痉　　　　　　E.气管切开

（二）名词解释

1.外科感染　　　　　2.疖　　　　　　　3.丹毒

4.破伤风　　　　　　5.气性坏疽

九、损伤患者的护理

(一)选择题

A1 型题

1.下列哪一种是闭合性损伤 （　）
    A.擦伤　　　　　　　　B.切伤　　　　　　　　C.挫伤
    D.刺伤　　　　　　　　E.裂伤

2.严重的挤压伤最易出现的严重并发症是 （　）
    A.感染　　　　　　　　B.成人呼吸窘迫综合征　　　C.应激性溃疡
    D.中枢神经衰竭　　　　　E.急性肾功能衰竭

3.处理头部裂伤时,清创时间应争取在伤后 （　）
    A.2～6h 内　　　　　　B.6～12h 内　　　　　C.24h 内
    D.48h 内　　　　　　　E.72h 内

4.急诊室见一开放性骨折伴活动性出血的休克病人,急救时首先应 （　）
    A.输液　　　　　　　　B.压迫止血　　　　　　C.包扎伤口
    D.固定骨折　　　　　　E.给升压药

5.男性青年,头部被刀砍伤 2 天余,伤口约 5cm,有较多脓性分泌物,处理方法是（　）
    A.清创缝合　　　　　　　　　　B.清创缝合并放置引流
    C.清创但不缝合　　　　　　　　D.清洁伤口,定期换药
    E.清创、湿敷、包扎

6.大面积烧伤患者 24h 内主要的护理措施是 （　）
    A.镇静止痛　　　　　　B.自理护理　　　　　　C.预防感染
    D.保证液体输入　　　　E.保持呼吸道通畅

7.浅Ⅱ度烧伤其创面的特点是 （　）
    A.水疱基底苍白　　　　　　　　B.水疱基底潮红,有大水疱
    C.树枝状栓塞静脉　　　　　　　D.皮肤干燥、红斑
    E.创面焦黄失去弹性

8.下列哪项不是深Ⅱ度烧伤创面特点 （　）
    A.创面可无水泡　　　　B.痛觉迟钝　　　　　　C.可见树枝状栓塞血管
    D.无感染 3～4 周可愈合　　E.愈合后遗留疤痕

9.吸入性烧伤最危险的并发症是 （　）
    A.感染　　　　　　　　B.窒息　　　　　　　　C.心力衰竭
    D.败血症　　　　　　　E.肺炎

A2 型题

1.患者,男,23 岁。前胸及双上肢烧伤急诊入院,主诉口渴、剧烈疼痛,尿少。体检:脉
    搏细弱,血压 80/60mmHg。造成其血容量减少的原因是 （　）
    A.剧烈疼痛　　　　　　　　　　B.毒素吸收
    C.心功能不全　　　　　　　　　D.末梢血管扩张
    E.血浆渗出到组织间隙和创面

2.患者,男,40岁。被开水烫伤,右手掌焦痂呈皮革样,不痛,面部红斑,表面干燥,左上肢、颈部、胸腹部、双足和双小腿均为水疱,有剧痛。估计该患者Ⅱ度烧伤的面积是 （ ）

A.54% B.49% C.58%
D.45% E.39%

3.患者,男,46岁,体重60kg。Ⅱ度烧伤面积50%,医嘱大量输液。第一天补液总量应为 （ ）

A.4500ml B.5000ml C.5500ml
D.6500ml E.8000ml

4.患者,女,22岁。头面部及左上肢烧伤,局部大水疱,疱壁薄,剧痛。其烧伤面积和深度为 （ ）

A.9%、浅Ⅱ度 B.10%、深Ⅱ度 C.12%、Ⅲ度
D.15%、浅Ⅱ度 E.20%、深Ⅱ

5.患者,男,40岁,体重70kg。被热液烫伤3h就诊。查体:烫伤包括头面部、双下肢、背部,创面大水疱,潮红,水肿,剧烈疼痛。伤后48h内护理的重点是 （ ）

A.使用止痛剂 B.注射破伤风抗毒素 C.输液抗休克
D.静脉使用抗生素 E.清创

6.患者,女,36岁。烧伤面积60%,伤后10h入院,转院途中输液1500ml,入院测得血压80/50mmHg,尿量为25ml/h,中心静脉压4cmH₂O。提示患者有 （ ）

A.心功能不全 B.肺功能不全 C.肾功能不全
D.血容量不足 E.补液过量

7.患者,男,68岁。大面积烧伤8h,已静脉输液3000ml。判断其血容量是否补足的简便、可靠的指标是 （ ）

A.呼吸 B.脉搏 C.血压
D.尿量 E.中心静脉压

8.患者,女,20岁。被沸水烫伤手背部,局部立即出现小水疱,痛觉迟钝。其烧伤深度为 （ ）

A.Ⅰ度 B.浅Ⅱ度 C.深Ⅱ度
D.Ⅲ度 E.Ⅳ度

9.患者,男,25岁。在修理汽车时突发火焰而灼伤,面颈部约5%Ⅰ度烧伤,双上肢约12%浅Ⅱ度烧伤,合并呼吸道烧伤。其病情属于 （ ）

A.特重度烧伤 B.重度烧伤
C.中度烧伤 D.轻度烧伤
E.小面积烧伤

10.患者,男,56岁。上山采药时不慎被毒蛇咬伤。现场自救时首先应采取的措施是 （ ）

A.尖刀挑开咬痕处排毒 B.伤口近端用止血带
C.双氧水冲洗 D.局部封闭
E.服用蛇药

11. 患者,男,43 岁。在车间工作时,因突发机器故障,下肢被严重挤压。护理时除严密
    观察生命体征外,还应特别注意的是　　　　　　　　　　　　　　　　　　　　(　　)
    A. 伤口肿胀程度　　　　　　B. 精神状态　　　　　　　　C. 肢端温度
    D. 尿量和尿色　　　　　　　E. 损伤部位疼痛情况

12. 患者,女,21 岁。骑自行车被汽车撞倒,致右小腿开放性骨折,伤口少量出血,急诊
    入院行清创术后。为预防破伤风,应首选的药物是　　　　　　　　　　　　　(　　)
    A. 破伤风抗毒素　　　　　　B. 甲硝唑　　　　　　　　　C. 青霉素
    D. 丙种球蛋白　　　　　　　E. 破伤风类毒素

A3 型题

1. 患者,男,66 岁。在树丛行走时被蛇咬伤,局部皮肤留下一对大而深的齿痕,伤口出
   血不止,周围皮肤迅速出现瘀斑、血疱。
   (1)应首先采取的急救措施是　　　　　　　　　　　　　　　　　　　　　　(　　)
   　　A. 伤口排毒　　　　　　　　　　　　B. 呼救
   　　C. 反复挤压伤口　　　　　　　　　　D. 绑扎伤处近心端的肢体
   　　E. 立即奔跑到医院
   (2)为减慢毒素吸收,伤肢正确的处理是　　　　　　　　　　　　　　　　　(　　)
   　　A. 限制活动并下垂　　　B. 抬高　　　　　　　　　C. 局部热敷
   　　D. 与心脏置于同一高度　　　　　　　E. 局部按摩
   (3)为降解伤口内蛇毒,可用于伤口外周封闭的药物是　　　　　　　　　　(　　)
   　　A. 糜蛋白酶　　　　　　　B. 胰蛋白酶　　　　　　　C. 淀粉酶
   　　D. 脂肪酶　　　　　　　　E. 地塞米松

(二) 名词解释

挤压综合征

十、器官移植患者的护理

(一) 选择题

A1 型题

1. 目前临床最广泛采用的器官保存液是　　　　　　　　　　　　　　　　　　(　　)
   A. 0.9%氯化钠　　　　　　B. HTK 液　　　　　　　　C. 蒸馏水
   D. UW 液　　　　　　　　　E. 中药

2. 肾移植供、受体淋巴细胞毒交叉配合试验要求的标准是　　　　　　　　　(　　)
   A. <5%　　　　　　　　　　B. <10%　　　　　　　　　C. <15%
   D. <25%　　　　　　　　　E. <50%

A2 型题

1. 患者,女,45 岁。肾移植术后 5 个月,诊断为"急性排斥反应"。首选的治疗药物是
   　　　　　　　　　　　　　　　　　　　　　　　　　　　　　　　　　　(　　)
   A. 抗生素　　　　　　　　　B. 止血药　　　　　　　　　C. 环孢素
   D. 甲基泼尼松龙　　　　　　E. 水溶性维生素

2.患者,男,33岁。肝移植术后第8天,黄疸逐渐消退,胆汁呈金黄色,性黏,量约60ml/h。主诉痰量多、黏稠,不易咳出,伴体温升高。首先应考虑合并 （　　）

A.急性排斥反应 　　B.慢性排斥反应 　　C.肺部感染

D.手术伤口感染 　　E.排斥反应并感染

3.患者,男,32岁。血液透析维持3年,准备行肾移植术。下列术前准备不恰当的是 （　　）

A.术前一日备血 　　　　　　　　B.手术当日备皮

C.术前一日进少渣饮食 　　　　　D.移植前12h透析1次

E.术日晨测体重

4.患者,男,26岁。1h前完成肾移植手术,此时正确卧位是 （　　）

A.去枕平卧,头偏向一侧

B.半坐卧位,移植侧下肢髋、膝关节屈曲10°~20°

C.侧卧位,移植侧下肢髋关节屈曲15°~25°

D.头低脚高位,移植侧下肢髋、膝关节屈曲10°~15°

E.平卧位,移植侧下肢髋、膝关节屈曲15°~25°

A3 型题

1.患者,男,56岁。肾移植术后7个月余,于3天前起无明显诱因出现发热,体温最高达39℃,伴咳嗽、咳痰,痰为白色黏痰。自服"阿莫西林胶囊"治疗3天,效果差,体温仍为38.5℃左右,肾功能检查血肌酐159μmol/L。测脉搏100次/min,呼吸28次/min、血压140/80mmHg。听诊右下肺呼吸音粗,可闻及湿啰音。移植肾区无压痛。

(1)首先考虑该患者出现的情况为 （　　）

A.肺部感染 　　B.超急性排斥反应 　　C.加速性排斥反应

D.急性排斥反应 　　E.慢性排斥反应

(2)首选的治疗方法为 （　　）

A.移植肾摘除 　　B.甲基泼尼松龙冲击疗法 　　C.立即透析

D.应用抗生素 　　E.停止使用免疫抑制剂

(3)该患者应坚持服用免疫抑制剂的时间为 （　　）

A.1年 　　B.2年 　　C.3年

D.4年 　　E.终生

A4 型题

1.患者,男,36岁。肾移植术后36h,尿量突然减少,血肌酐、血尿素氮持续升高,移植肾区感闷胀不适、有压痛,并伴高热、寒战。

(1)应首先考虑患者出现的情况是 （　　）

A.感染 　　B.超急性排斥反应 　　C.加速性排斥反应

D.急性排斥反应 　　E.移植后正常反应

(2)首选的治疗方法是 （　　）

A.移植肾摘除 　　　　　　　　B.甲基泼尼松龙冲击疗法

C.立即透析 　　　　　　　　　D.大剂量抗生素

E.减少免疫抑制剂的剂量

(3)在进行该种治疗时,应特别注意观察的病情变化是　　　　　　　（　　）

    A.尿量及尿色　　　　　B.脉搏　　　　　C.呕血和黑便的情况

    D.呼吸　　　　　E.肾区血肿

(4)目前该病人最主要的护理诊断/问题是　　　　　　　　　（　　）

    A.有移植肾功能受损的危险　　　　　B.有体液不足的危险

    C.有体液过多的危险　　　　　D.有腹膜炎的危险

    E.活动无耐力

十一、肿瘤患者的护理

(一)选择题

A1 型题

1.肿瘤患者进行放、化疗期间,最主要的病情观察内容是　　　　　　（　　）

    A.食欲　　　　　B.脱发程度　　　　　C.皮肤损害

    D.白细胞及血小板计数　　　　　E.恶心程度

2.为预防肿瘤放疗局部的皮肤反应,正确的护理措施是　　　　　　（　　）

    A.局部应用碘酒　　　　　B.保持局部清洁干燥　　　C.局部理疗

    D.每天用肥皂清洁皮肤　　　　　E.局部应用酒精

3.恶性肿瘤患者术后一年内适宜的随访时间安排是　　　　　　　（　　）

    A.每周一次　　　　　B.每半月一次　　　　　C.每1～2月一次

    D.每5月一次　　　　　E.每半年一次

A2 型题

1.患者,女,51岁。乳癌术后行阿奇霉素化疗过程中药液不慎溢出血管外。应选用的解毒药是　　　　　　　　　　（　　）

    A.硫代硫酸钠　　　　　B.碳酸氢钠　　　　　C.亚甲兰

    D.亚硝酸钠　　　　　E.青霉胺

2.患者,女,40岁。肺癌术后行丝裂霉素化疗过程中药液不慎溢出血管外。应选用的解毒药是　　　　　　　　　　（　　）

    A.硫代硫酸钠　　　　　B.氢氧化钠　　　　　C.碳酸氢钠

    D.乳酸钠　　　　　E.氯化钠

3.患者,男,52岁。因患癌症行放射治疗。下列预防口腔黏膜反应的护理措施,错误的是　　　　　　　　　　（　　）

    A.保持口腔清洁,定时用漱口水漱口　　　　　B.避免进过热食物

    C.避免进过硬食物　　　　　D.口腔干燥可用1%甘草水漱口

    E.黏膜溃烂时,多用温热水漱口

4.患者,男,51岁。因患肝癌而入院,在化疗过程中测白细胞计数下降至3×10^9/L。首先应采取的措施是　　　　　　　　　（　　）

    A.加强营养　　　　　B.少量多次输血

    C.服用利血生　　　　　D.暂时停止化疗

    E.中药治疗

5. 患者,男,56岁,因患淋巴癌入院行化学治疗。护士为其静脉注射氮芥过程中,患者主诉感局部明显疼痛、肿胀。护士试回抽注射器无回血,立即拔出针头。为减轻疼痛,下列处理措施正确的是 （ ）

A. 外敷止痛膏　　　　　B. 以热水袋热敷　　　　C. 以 50% 硫酸镁湿热敷

D. 给止痛药　　　　　　E. 局部冷敷,以稀硫代硫酸钠局部封闭

6. 患儿,男,4岁。因便频、便血2月来院就诊。为明确诊断,应首先考虑的检查是 （ ）

A. 钡灌肠　　　　　　　B. B 超　　　　　　　　C. CT 检查

D. 胃镜检查　　　　　　E. 直肠指检

7. 患者,男,46岁。近半年以来消瘦明显,自觉乏力。腹部检查于右下腹扪及包块,大便隐血试验阳性。最可能的诊断是 （ ）

A. 结肠息肉　　　　　　B. 降结肠癌　　　　　　C. 溃疡性结肠炎

D. 升结肠癌　　　　　　E. 慢性细菌性痢疾

8. 患者,女,53岁。因原发性肝癌行肝叶切除术后第3天,出现嗜睡、烦躁不安、黄疸、少尿等表现。应首先考虑并发 （ ）

A. 膈下脓肿　　　　　　B. 胆汁性腹膜炎　　　　C. 肝性脑病

D. 内出血　　　　　　　E. 休克

A3 型题

1. 患者,男,56岁。主诉间断性腹痛2月余,疼痛为阵发性绞痛,可自行缓解,或用热水袋热敷后缓解,有时可见到腹部"起包"。大便基本正常,1 次/日,成形。在外院以慢性胃肠炎治疗,无明显效果。体格检查:腹平坦,右上腹轻压痛,肠鸣音稍活跃。血常规检查:白细胞计数 $5.7 \times 10^9/L$,血红蛋白 89g/L。

(1)为进一步明确诊断,首选的检查项目是 （ ）

A. 腹部 CT　　　　　　B. 腹部 B 超　　　　　　C. 口服胆囊造影

D. 纤维结肠镜　　　　　E. 纤维胃镜

(2)其最可能的诊断是 （ ）

A. 慢性胃炎　　　　　　B. 胆囊结石、胆囊炎　　　C. 十二指肠溃疡

D. 结肠癌　　　　　　　E. 慢性胰腺炎

(3)引起患者腹痛的主要原因是 （ ）

A. 腹腔神经丛受刺激　　B. 胃肠道痉挛　　　　　C. 慢性不全性肠梗阻

D. 饥饿痛　　　　　　　E. 胆绞痛

2. 女性,39岁,记者,因乳房肿块入院。当得知患乳癌和需要手术治疗后,表现为紧张、抑郁、脉快、精力不集中、失眠、暗自流泪。

(1)该病人目前最恰当的护理诊断是 （ ）

A. 绝望　　　　　　　　B. 预感性悲哀　　　　　C. 焦虑

D. 恐惧　　　　　　　　E. 睡眠型态紊乱

(2)对该病人,目前最适宜的护理措施是 （ ）

A. 教育、安慰　　　　　B. 提供保证　　　　　　C. 同情、体贴

D. 经常巡视　　　　　　E. 用镇静剂

(3)该病人化疗期间护理措施不正确的是　　　　　　　　　　　　（　　）

　　A.监测白细胞每周1~2次　　　　　B.检查口腔黏膜有无炎症

　　C.穿刺静脉有条索和压痛时按摩治疗　D.观察尿量和尿液的 pH

　　E.观察有无感染征象

（二）名词解释

1.根治术　　　　　　　　　　　　　2.肿瘤

3.TNM 分期　　　　　　　　　　　　4.三级止痛方案

第二章　颅脑疾病患者的护理

（一）选择题

A1 型题

1.颅内压增高三大主要表现是　　　　　　　　　　　　　　　　（　　）

　　A.头痛、呕吐、眩晕　　　　　　　　B.头痛、呕吐、视神经盘水肿

　　C.头痛、昏迷、偏瘫　　　　　　　　D.高热、呕吐、视神经盘水肿

　　E.高热、头痛、呕吐

2.小脑幕切迹疝患者其瞳孔改变的特点是　　　　　　　　　　　（　　）

　　A.患侧瞳孔变小、对光反射存在　　　B.患侧瞳孔逐渐散大、对光反射消失

　　C.双侧瞳孔散大、对光反射存在　　　D.双侧瞳孔缩小,对光反射消失

　　E.双侧瞳孔忽大忽小,对光反射减弱

3.枕骨大孔疝不同于小脑幕切迹疝的临床表现是　　　　　　　　（　　）

　　A.头痛剧烈　　　　　B.呕吐频繁　　　　　C.意识障碍

　　D.呼吸骤停出现较早　　E.血压升高,脉缓有力

4.诊断颅底骨折最可靠的临床表现是　　　　　　　　　　　　　（　　）

　　A.意识障碍　　　　　B.头皮出血　　　　　C.脑脊液漏

　　D.肢体活动受限　　　E.生命体征紊乱

5.常被误认为是颅骨凹陷性骨折的颅脑损伤是　　　　　　　　　（　　）

　　A.皮下血肿　　　　　　　　　　　　B.骨膜下血肿

　　C.硬脑膜下血肿　　　　　　　　　　D.硬脑膜外血肿

　　E.帽状腱膜下血肿

6.颅脑手术后留置脑室引流,通常情况下每日引流量不宜超过　　（　　）

　　A.600ml　　　　　　B.500ml　　　　　　C.400ml

　　D.300ml　　　　　　E.250ml

7.与脑震荡的临床表现不相符的是　　　　　　　　　　　　　　（　　）

　　A.逆行性遗忘　　　　　　　　　　　B.昏迷半小时以上

　　C.清醒后有头痛、恶心等症状　　　　D.CT 检查脑组织无改变

　　E.神经系统检查无阳性体征

8. 在颅内压生理调节机制中起主要作用的是　　　　　　　　　　（　　）

　　A. 颅内静脉血　　　　　　　　　　　　B. 脑组织中的液体量

　　C. 血液中二氧化碳分压　　　　　　　　D. 血液中氧分压

　　E. 脑脊液量

9. 出血性脑卒中最常见的病因是　　　　　　　　　　　　　　　（　　）

　　A. 头部外伤　　　　　　B. 动静脉畸形　　　　　　C. 高血压脑动脉硬化

　　D. 颅内动脉瘤　　　　　E. 脑脓肿破裂

10. 颅内压增高时降低颅内压的措施不包括　　　　　　　　　　（　　）

　　A. 20％甘露醇 250ml 静滴　　　　　　B. 哌替啶 50mg 肌注

　　C. 过度换气　　　　　　　　　　　　D. 冬眠低温治疗

　　E. 地塞米松 10mg 肌注

11. 颅内压增高的护理措施不包括　　　　　　　　　　　　　　（　　）

　　A. 体温 39℃以上用冰枕降温　　　　　B. 头痛时用吗啡止痛

　　C. 避免咳嗽、打喷嚏等因素　　　　　D. 躁动时适当镇静但禁忌强制约束

　　E. 保持呼吸道通畅

12. 小脑幕切迹疝时肢体活动障碍的特点是　　　　　　　　　　（　　）

　　A. 病变同侧肢体瘫痪　　　　　　　　B. 病变同侧上肢和对侧下肢瘫痪

　　C. 病变对侧肢体瘫痪　　　　　　　　D. 病变对、同侧肢体瘫痪

　　E. 四肢瘫痪

13. 冬眠低温疗法护理的注意点,下列哪项错误　　　　　　　　（　　）

　　A. 单人房间,光线宜暗,室温 18～20℃　　B. 直肠内体温不低于 32℃

　　C. 先物理降温,后冬眠　　　　　　　　D. 收缩压不低于 76.5mmHg

　　E. 防止发生冻伤和肺炎

14. 关于颅内压增高,下列哪项错误　　　　　　　　　　　　　（　　）

　　A. 最早和最主要的症状是头痛　　　　B. 格拉斯哥评分为 5 分,表示意识清醒

　　C. 半卧体位,持续吸氧有利降压　　　D. 脑疝是其严重后果

　　E. 保持呼吸道通畅

15. 关于颅内压增高病人的护理,下列哪项错误　　　　　　　　（　　）

　　A. 避免情绪激动　　　　　　　　　　B. 保持呼吸道通畅

　　C. 39℃以上用冬眠低温疗法　　　　　D. 持续给氧

　　E. 适当镇静并强制约束

16. 关于脑疝的急救与护理,下列哪项错误　　　　　　　　　　（　　）

　　A. 20％甘露醇 250ml,静脉输注　　　　B. 保持呼吸道通畅并给氧

　　C. 密切观察病情　　　　　　　　　　D. 做好紧急手术的准备

　　E. 躁动时给哌替啶

17. 关于颅内压增高脑室引流病人的护理,下列哪项错误　　　　（　　）

　　A. 严格无菌操作　　　　　　　　　　B. 妥善固定引流管并确保通畅

　　C. 引流高度 12cm　　　　　　　　　　D. 观察并记录脑脊液性状和量

　　E. 拔管前应降低引流袋

18. 下列哪项较少引起颅内压增高 　　　　　　　　　　　　　　　　（　　）

　　A. 脑内血肿　　　　　　　B. 开放性颅底骨折　　　　C. 颅内肿瘤晚期

　　D. 化脓性脑膜炎　　　　　E. 出血性脑卒中

19. 颅内压增高的临床表现不包括 　　　　　　　　　　　　　　　　（　　）

　　A. 头痛,呕吐　　　　　　　B. 视神经乳头水肿　　　　C. 意识障碍

　　D. 库欣反应　　　　　　　　E. 半切综合征

20. 急性硬膜外血肿的典型意识改变是 　　　　　　　　　　　　　　（　　）

　　A. 持续昏迷状态　　　　　　　　　　　　B. 伤后昏迷-清醒-再昏迷

　　C. 伤后无昏迷　　　　　　　　　　　　　D. 昏迷时浅时深

　　E. 伤后昏迷以后清醒不再昏迷

21. 颅前窝骨折的特征是 　　　　　　　　　　　　　　　　　　　　（　　）

　　A. 熊猫眼征　　　　　　　　B. 中间清醒期　　　　　　C. 逆行性健忘

　　D. 库欣反应　　　　　　　　E. 脑脊液耳漏

22. 应立即作手术准备的脑外伤是 　　　　　　　　　　　　　　　　（　　）

　　A. 脑震荡　　　　　　　　　　　　　　　B. 颅底骨折伴脑脊液耳漏

　　C. 脑挫裂伤　　　　　　　　　　　　　　D. 硬脑膜外血肿

　　E. 蛛网膜下腔出血

A2 型题

1. 一青年车祸后昏迷,20min 后诉轻微头痛,四肢活动自如,次日感头痛加剧,呕吐数

　　次,嗜睡而就诊,处理宜 　　　　　　　　　　　　　　　　　　　（　　）

　　A. 镇静、休息 1 周　　　　　　　　　　　B. 镇静、止呕、休息 1 周

　　C. 脱水、利尿、随诊　　　　　　　　　　D. 脱水、利尿、进一步检查

　　E. 脱水、利尿、止呕、开颅探查

2. 男性,32 岁,从高处坠落后昏迷,查:呼唤能睁眼,说话含混不清,针刺肢体呈过伸反

　　应,GLasgow 评分为 　　　　　　　　　　　　　　　　　　　　　（　　）

　　A. 6 分　　　　　　　　　　B. 7 分　　　　　　　　　C. 8 分

　　D. 9 分　　　　　　　　　　E. 10 分

3. 患者男性,32 岁,司机,因车祸前额及眶部撞伤,眼睑青肿,结膜下出血,鼻部不断流

　　出血性液体 　　　　　　　　　　　　　　　　　　　　　　　　　（　　）

　　A. 额骨骨折　　　　　　　　B. 面部挫伤　　　　　　　C. 颅前窝骨折

　　D. 颅中窝骨折　　　　　　　E. 鼻骨骨折

4. 男性,25 岁,脑外伤后昏迷,对患者神志的观察,哪项不正确 　　　　（　　）

　　A. 首先注意有无意识障碍　　　　　　　　B. 其次为观察意识障碍的程度

　　C. 昏迷者出现躁动,提示病情加重　　　　D. 由昏迷→躁动→清醒,说明病情好转

　　E. 由清醒→躁动→昏迷,示病情加重

5. 患者女性 20 岁,颅脑损伤后,意识障碍有中间清醒期,一侧瞳孔散大,对光反射消失,

　　对侧肢体偏瘫,提示为 　　　　　　　　　　　　　　　　　　　　（　　）

　　A. 脑挫裂伤　　　　　　　　B. 脑干损伤　　　　　　　C. 脑硬膜外血肿

　　D. 枕骨大孔疝　　　　　　　E. 脑内血肿

6. 女性,56岁,头颅外伤昏迷,对瞳孔观察的判断哪项不对　　　　　　　　　（　　）
 A. 伤后双侧瞳孔形圆,等大,直径约2mm,对光反射灵敏,属正常
 B. 伤后出现双侧瞳孔散大,光反射消失伴眼球固定,提示脑干损伤
 C. 伤后一侧瞳孔散大、对侧肢体瘫痪,提示脑受压或脑疝
 D. 伤后双侧瞳孔极度缩小,对光反应迟钝,提示桥脑损伤
 E. 伤后双侧瞳孔大小,形态多变,光反射消失伴眼球分离,提示中脑损伤

7. 成人患者,头部撞伤,昏迷5min,醒后对当时情况不能回忆,有轻度恶心、头痛,考虑
 为　　　　　　　　　　　　　　　　　　　　　　　　　　　　　　　　（　　）
 A. 脑震荡　　　　　　　　B. 脑挫裂伤　　　　　　　C. 头部挫伤
 D. 颅内血肿　　　　　　　E. 颅底骨折

8. 男性45岁,车祸后出现昏迷,护理中最重要的是　　　　　　　　　　　　（　　）
 A. 及时调整病人体位　　　　　　　　　B. 记录24h出入水量
 C. 按时测定并记录意识、瞳孔、脉搏、呼吸和血压
 D. 避免坠床及误伤　　　　　　　　　　E. 做好五官及皮肤护理

9. 患者,女,30岁。头外伤后出现呕吐、头痛,经检查确诊为小脑幕切迹疝。首要的护
 理措施是　　　　　　　　　　　　　　　　　　　　　　　　　　　　　（　　）
 A. 止痛　　　　　　　　　　　　　　　B. 立即快速静脉输入甘露醇
 C. 限制液体量　　　　　　　　　　　　D. 给予激素治疗
 E. 准备冬眠低温疗法物品

10. 患者,女,38岁。因颅内压增高行脑室引流术后4h,引流管无脑脊液流出。不正确
 的处理措施是　　　　　　　　　　　　　　　　　　　　　　　　　　　（　　）
 A. 生理盐水冲洗　　　　B. 引流瓶(袋)降低　　　C. 报告医师
 D. 引流管轻轻转动　　　E. 必要时换管

11. 患儿,男,5岁。不慎从高处跌落,头部先着地,来院就诊。体格检查见头顶部有"乒
 乓球"样凹陷,首先考虑的是　　　　　　　　　　　　　　　　　　　　　（　　）
 A. 颅盖骨折　　　　　　　B. 头皮血肿　　　　　　　C. 颅底骨折
 D. 颅前窝骨折　　　　　　E. 脑疝

12. 患者,女,46岁。头部外伤后半小时来院就诊,患者意识清楚,头皮部有血肿,似有
 "一顶波动的帽子"。首先考虑其头皮损伤的类型是　　　　　　　　　　（　　）
 A. 皮下血肿　　　　　　　B. 帽状腱膜下血肿　　　　C. 头皮裂伤
 D. 头皮撕脱伤　　　　　　E. 骨膜下血肿

13. 患者,男,25岁。头部被铁器打伤急诊来院。现意识不清,面色青紫,有痰鸣音,CT
 检查显示脑内血肿。目前的护理要点是　　　　　　　　　　　　　　　　（　　）
 A. 做好术前准备　　　　B. 观察病情　　　　　　　C. 保持呼吸道通畅
 D. 药物治疗　　　　　　E. 测量生命体征

14. 患者,男,38岁。因脑外伤急诊入院,呈昏睡状态但可以唤醒,能回答问题但反应迟
 钝,判断该患者的意识状态为　　　　　　　　　　　　　　　　　　　　（　　）
 A. 浅昏迷　　　　　　　　B. 昏厥　　　　　　　　　C. 嗜睡
 D. 意识模糊　　　　　　　E. 谵妄

15. 患者,男,35 岁。脑手术后 1h 出现颅内压急性增高。其典型的生命体征变化是 （　）

    A. 脉快、呼吸急促 　　　　　　　B. 脉快、血压降低

    C. 脉快、血压高 　　　　　　　　D. 脉慢、呼吸慢、血压高

    E. 脉慢、血压低

16. 患者,女,58 岁。晨起发现右侧肢体瘫痪,意识清楚,被家人急送往医院,3 天后病情稳定。瘫痪肢体的康复期功能训练开始时间是 （　）

    A. 在发病 3 天后 　　　　B. 在发病 5 天后 　　　　C. 在发病 1 周后

    D. 在发病 2 周后 　　　　E. 在发病 3 周后

17. 患者,男,53 岁。因"脑出血"收住入院。查体:呼吸深慢,左上下肢不能活动,对疼痛刺激无反应,小便失禁。下列护理措施错误的是 （　）

    A. 保持安静暂避免搬运 　　B. 保持呼吸道通畅 　　　C. 立即建立静脉通路

    D. 病情稳定后可鼻饲 　　　E. 吗啡镇静

18. 患者,男,46 岁。因酒后出现头痛、呕吐前来就诊。体格检查:血压 180/135mmHg,脉搏 120 次/min,面色潮红,瞳孔变小。下列处理措施错误的是 （　）

    A. 脱水治疗 　　　　　　　B. 保持呼吸道通畅 　　　C. 行脑脊液引流术

    D. 腰穿测颅内压 　　　　　E. 给予激素治疗

19. 患者,女,62 岁。在家中突然跌倒在地,意识清醒,呕吐 2 次。来院后即给予 20% 甘露醇 250ml 输注,其目的是 （　）

    A. 镇静 　　　　　　　　　B. 降低颅内压 　　　　　C. 预防上消化道出血

    D. 止血 　　　　　　　　　E. 降血压

20. 患者,男,25 岁。头部受伤后发现耳道有液体流出,体检有乳突区淤血。首先考虑为 （　）

    A. 外耳道损伤 　　　　　　B. 颅盖骨骨折 　　　　　C. 颅后窝骨折

    D. 颅中窝骨折 　　　　　　E. 颅前窝骨折

A3 型题

1. 患者,女,38 岁。因头晕不慎从约 2 米高处坠落,双臀着地。伤后意识清醒,鼻孔有液体流出,结膜出血。

    (1)首先考虑其诊断为 （　）

        A. 颅盖骨骨折 　　　　　B. 颅前窝骨折 　　　　　C. 颅中窝骨折

        D. 颅后窝骨折 　　　　　E. 头皮裂伤

    (2)针对脑脊液漏,错误的护理措施是 （　）

        A. 取半坐卧位 　　　　　　　　　B. 每日清洁鼻腔

        C. 定时冲洗鼻腔 　　　　　　　　D. 鼻腔口松松地放置干棉球

        E. 鼻腔内禁滴抗生素溶液

    (3)估计脑脊液外漏量正确的方法是 （　）

        A. 鼻腔松松放置干棉球,随湿随换 　　B. 鼻腔填塞干棉球

        C.1 次/h 更换棉球 　　　　　　　　D.1 次/2h 更换棉球

        E.1 次/3h 更换棉球

2. 患者,男,45岁。骑车时因路滑摔倒,头部触地,当即昏迷。约20min后恢复清醒,诉头痛、头晕,对受伤过程无记忆。体检:瞳孔无明显改变,对光反射存在,血压正常。神经系统检查基本正常。

　　(1)考虑最可能的诊断是　　　　　　　　　　　　　　　　　　　　　( )

　　　　A.头皮血肿　　　　　　B.颅底骨折　　　　　　C.脑震荡

　　　　D.脑卒中　　　　　　　E.脑脓肿

　　(2)以下护理措施错误的是　　　　　　　　　　　　　　　　　　　　( )

　　　　A.卧床休息3~4个月　　　　　　　　B.加强心理护理

　　　　C.保持呼吸道通畅　　　　　　　　　D.适当给予镇静剂

　　　　E.及时发现和处理颅内高压

　　(3)如继发颅内血肿,患者主要的症状是　　　　　　　　　　　　　　( )

　　　　A.脑脊液漏　　　　　　　　　　　　B.再度昏迷并进行性加重

　　　　C.头痛、头晕　　　　　　　　　　　D.熊猫眼征

　　　　E.去大脑强直

3. 患者,女,40岁。外伤后出现头痛、呕吐,来院呼之无反应。测血压170/100mmHg,脉搏45次/min,呼吸深慢。

　　(1)考虑患者可能出现的情况是　　　　　　　　　　　　　　　　　　( )

　　　　A.急性颅内压增高　　　B.高血压危象　　　　C.枕骨大孔疝

　　　　D.大脑镰下疝　　　　　E.脑出血

　　(2)若给予冬眠低温治疗,在其治疗期间错误的护理措施是　　　　　　( )

　　　　A.定时更换冰袋放置部位

　　　　B.静脉输入冬眠药物同时戴冰帽

　　　　C.脉搏超过100次/min、收缩压低于13.3kPa通知医师

　　　　D.每日液体量不超过1500ml

　　　　E.定时为患者翻身

　　(3)若患者病情好转,准备停止冬眠低温疗法。复温护理中正确的是　　( )

　　　　A.12h内,体温升至36℃

　　　　B.应先逐步停止物理降温,再逐步减少冬眠药物剂量

　　　　C.应先逐步减少冬眠药物剂量,再逐步停止物理降温

　　　　D.应先快速物理复温,再逐步减少冬眠药物剂量

　　　　E.同时停止物理降温和冬眠药物降温

（二）名词解释

1.颅内压增高征　　　　2.颅高压三主征　　　　3.库欣反应

4.逆行性健忘　　　　　5.中间清醒期　　　　　6.脑卒中

第三章　颈部疾病患者的护理

（一）选择题

A1 型题

1. 对于门诊病人,判断甲状腺功能亢进病情程度最简单而主要的指标是　　　（　　）
   A. 突眼的程度　　　　　　B. 脉率和脉压　　　　C. 体重减轻程度
   D. 食欲亢进程度　　　　　E. 甲状腺增大程度

2. 甲状腺肿块的临床检查特征是　　　　　　　　　　　　　　　　　　（　　）
   A. 肿块突出明显　　　　　B. 随吞咽活动　　　　C. 质地较硬
   D. 有压痛感　　　　　　　E. 颈部受压

3. 与甲亢的临床表现不相符的是　　　　　　　　　　　　　　　　　　（　　）
   A. 甲状腺弥漫性肿大　　　B. 疲乏　　　　　　　C. 嗜睡
   D. 心率增快　　　　　　　E. 双手震颤

4. 甲状腺癌的临床特点是　　　　　　　　　　　　　　　　　　　　　（　　）
   A. 以多发为主　　　　　　　　　　　　B. 肿块生长慢
   C. 质硬,表面高低不平　　　　　　　　　D. 边界清楚
   E. 随吞咽上下移动

5. 甲状腺手术后出现误咽、呛咳是由于　　　　　　　　　　　　　　　（　　）
   A. 喉返神经损伤　　　　　B. 喉上神经内支损伤　C. 喉上神经外支损伤
   D. 舌咽神经损伤　　　　　E. 迷走神经损伤

6. 基础代谢率的常用计算公式为　　　　　　　　　　　　　　　　　　（　　）
   A. 基础代谢率＝脉率×脉压－111　　　　B. 基础代谢率＝脉率×脉压＋111
   C. 基础代谢率＝（脉率＋脉压）－111　　　D. 基础代谢率＝（脉率－脉压）＋111
   E. 基础代谢率＝（脉率－脉压）×111

7. 引起甲亢术后危象的主要原因是　　　　　　　　　　　　　　　　　（　　）
   A. 精神紧张　　　　　　　B. 术后出血　　　　　C. 术中失血过多
   D. 术中补液不足　　　　　E. 术前准备不充分

8. 甲状腺大部切除术后立即出现声音嘶哑,提示可能为　　　　　　　　（　　）
   A. 甲状腺危象先兆　　　　B. 喉上神经损伤　　　C. 喉返神经损伤
   D. 甲状腺旁腺损伤　　　　E. 黏稠痰液阻塞

9. 甲亢病人行甲状腺次全切除术后最危急的并发症是　　　　　　　　　（　　）
   A. 呼吸困难和窒息　　　　B. 甲状腺危象　　　　C. 受阻抽搐
   D. 失音　　　　　　　　　E. 误咽

10. 关于甲状腺疾病,必须手术的疾病是　　　　　　　　　　　　　　　（　　）
    A. 结节性甲状腺肿继发甲亢　　　　　　B. 轻度甲状腺功能亢进
    C. 青春期甲状腺肿　　　　　　　　　　D. 妊娠期甲状腺肿
    E. 以上都不是

11. 甲状腺手术病人术前应练习的体位是　　　　　　　　　　　　　　（　　）

　　A. 半卧位　　　　　　　　B. 仰卧位　　　　　　　　C. 头颈过伸位

　　D. 侧卧位　　　　　　　　E. 去枕平卧位

12. 在甲状腺肿瘤中,预后最差的是　　　　　　　　　　　　　　　　　（　　）

　　A. 髓样癌　　　　　　　　B. 未分化癌　　　　　　　C. 乳头状腺癌

　　D. 滤泡状腺癌　　　　　　E. 甲状腺腺癌

13. 病人出现 Horner 综合征可能是因肿大的甲状腺压迫　　　　　　　（　　）

　　A. 气管　　　　　　　　　B. 食管　　　　　　　　　C. 颈交感神经丛

　　D. 颈深部大静脉　　　　　E. 双侧喉返神经

14. 孙某,甲状腺术后 12h 出现颈部肿大,呼吸困难,应立即　　　　　　（　　）

　　A. 吸氧　　　　　　　　　B. 吸痰　　　　　　　　　C. 气管切开

　　D. 雾化吸入　　　　　　　E. 拆除缝线,清除血肿

15. 病人行甲状腺大部分切除术后回病房,护士接病人时,要求病人回答问题的主要目
　　的是评估　　　　　　　　　　　　　　　　　　　　　　　　　　　（　　）

　　A. 麻醉恢复情况　　　　　B. 有无意识障碍　　　　　C. 有无痰液阻塞

　　D. 有无相关神经损伤　　　E. 记忆是否受损

A2 型题

1. 患者,31 岁,行甲状腺大部分切除术后 4h,出现进行性呼吸困难,切口敷料上有少许
　　血液浸透,应首先考虑为　　　　　　　　　　　　　　　　　　　　（　　）

　　A. 喉头水肿　　　　　　　B. 气管塌陷　　　　　　　C. 痰液阻塞气道

　　D. 切口内血肿形成　　　　E. 双侧喉返神经损伤

2. 患者,36 岁,行甲状腺大部分切除术后 3 天,出现手足疼痛,指尖针刺感并有轻微抽
　　搐,护士应备好　　　　　　　　　　　　　　　　　　　　　　　　（　　）

　　A. 氯化钾　　　　　　　　B. 碘化钠　　　　　　　　C. 苯巴比妥

　　C. 碳酸氢钠　　　　　　　E. 葡萄糖酸钙

3. 患者,35 岁,行甲状腺大部分切除术后出现饮水呛咳,发育时音调无明显变化,应考
　　虑为　　　　　　　　　　　　　　　　　　　　　　　　　　　　　（　　）

　　A. 气管塌陷　　　　　　　　　　　　　B. 切口内出血

　　C. 单侧喉返神经损伤　　　　　　　　　D. 喉上神经外侧支损伤

　　E. 喉上神经内侧支损伤

4. 患者,男,40 岁。体检时发现颈部正中偏右有一直径 2.0cm 肿物,为求进一步治疗,
　　来医院就诊。医务人员查体时,首先应确定肿物的　　　　　　　　　（　　）

　　A. 大小　　　　　　　　　　　　　　　B. 软硬度

　　C. 表面是否光滑　　　　　　　　　　　D. 边界是否清楚

　　E. 是否随吞咽活动

5. 患者,女,16 岁。入学体检时发现弥漫性甲状腺肿。主要的治疗措施为　（　　）

　　A. 观察,不预干涉　　　　　　　　　　B. 多食含碘食物

　　C. 补充维生素 D3　　　　　　　　　　D. 给予小剂量甲状腺激素

　　E. 做好手术治疗准备

6. 患者,女,28岁。甲亢术后出现声音嘶哑,其原因是 （ ）
   A. 单侧喉返神经损伤   B. 双侧喉返神经损伤
   C. 喉上神经内侧支损伤   D. 喉上神经外侧支损伤
   E. 甲状旁腺损伤

7. 患者,女,32岁。偶然发现颈前圆形肿块,表面光滑,边界清楚、质中等、无压痛,随吞咽上下移动。首先应考虑为 （ ）
   A. 甲状腺功能亢进   B. 结节性甲状腺肿
   C. 甲状腺炎   D. 甲状腺瘤
   E. 甲状腺癌

8. 患者,女,30岁。多食易饿、疲乏无力、怕热多汗,颈部有对称性甲状腺肿大。以下健康指导不正确的是 （ ）
   A. 多饮水   B. 充分休息   C. 心理护理
   D. 避免劳累   E. 加强运动

A3 型题

1. 患者,女,26岁,甲状腺肿大已年余,有怕热多汗、心悸现象,乏力,易疲劳。检查:心率 100 次/min,呼吸 22 次/min,血压 130/70mmHg,双侧甲状腺弥漫肿大,有震颤,眼球稍突,心肺无异常。

   (1)对诊断最有价值的检查方法是 （ ）
      A. T_3、T_4 测定   B. B 超检查   C. CT 检查
      D. 心电图检查   E. 血清钙、磷测定

   (2)术后不可能出现的并发症是 （ ）
      A. 呼吸困难   B. 窒息   C. 声嘶
      D. 误咽   E. 高血钙

2. 患者,男性,42岁,因甲亢作甲状腺大部切除术,术后第 3 天病人感手足麻木,时有抽搐,但术前检查血钙正常。

   (1)该病人的饮食,应限制 （ ）
      A. 乳品   B. 高磷食物   C. 豆制品
      D. 维生素   E. 绿叶蔬菜

   (2)病人抽搐发作时,为解除痉挛,应立即选用 （ ）
      A. 冬眠灵   B. 非那根
      C. 口服维生素 D_2 D. 口服乳酸钙
      E. 10% 葡萄糖酸钙静注

（二）名词解释

1. 甲状腺功能亢进(简称甲亢)   2. 基础代谢率

第四章 胸部疾病患者的护理

（一）选择题

A1 型题

1. 急性乳房炎的健康教育不正确的是 （　　）
   - A. 避免乳头破损
   - B. 妊娠期经常擦洗乳头
   - C. 矫正乳头内陷
   - D. 预防性应用抗生素
   - E. 每次哺乳应排尽乳汁

2. 对乳房脓肿最有效的处理是 （　　）
   - A. 切开引流
   - B. 局部热敷
   - C. 理疗
   - D. 应用抗生素
   - E. 乳房托起

3. 早期乳房癌最常见的临床表现是 （　　）
   - A. 乳头血性溢液
   - B. 乳头抬高
   - C. 橘皮样改变
   - D. 无痛性肿块
   - E. 酒窝征

4. 急性乳腺炎重要的病因是 （　　）
   - A. 乳汁淤积
   - B. 卵巢内分泌功能失调
   - C. 雌性激素分泌增加
   - D. 性激素的改变与紊乱
   - E. 雄激素的分泌增加

5. 预防急性乳房炎时，哪项措施不妥 （　　）
   - A. 产前经常用温水清洗乳头
   - B. 乳头内陷时应于分娩前 3 个月开始作矫正
   - C. 每次授乳时乳汁不要全部排空
   - D. 哺乳前后应清洗乳头
   - E. 避免乳头损伤

6. 乳房外侧的乳腺癌发生转移，易向哪些淋巴转移 （　　）
   - A. 锁骨下淋巴结
   - B. 腋窝淋巴结
   - C. 锁骨上淋巴结
   - D. 胸骨旁淋巴结
   - E. 肺部淋巴结

7. 下列与乳腺癌发生无关的因素是 （　　）
   - A. 性激素改变
   - B. 遗传因素
   - C. 饮食习惯
   - D. 乳房感染
   - E. 乳腺癌前病变

8. 乳腺癌病人的乳房"橘皮样"皮肤改变是由于 （　　）
   - A. 淋巴管堵塞
   - B. 静脉堵塞
   - C. 动脉堵塞
   - D. 乳管堵塞
   - E. Cooper 韧带受侵

9. 乳腺癌病人乳头内陷、乳头抬高是由于 （　　）
   - A. Cooper 韧带受侵
   - B. 乳管受侵
   - C. 淋巴管堵塞
   - D. 静脉堵塞
   - E. 动脉堵塞

10. 乳腺癌根治术备皮范围,下列哪项不对　　　　　　　　（　　）
　　A. 上起锁骨上窝　　　　　　　　B. 下至剑突
　　C. 患侧至腋后线　　　　　　　　D. 对侧至锁骨中线
　　E. 包括患侧肩、上臂及腋部,去除腋毛

11. 年轻的乳腺癌患者,出院前健康教育中哪项对预防复发最重要　（　　）
　　A. 加强营养　　　　　　　　　　B. 参加体育活动增强体质
　　C. 5 年内避免妊娠　　　　　　　D. 经常自查乳房
　　E. 早期来院检查

12. 下述关于闭式胸膜腔引流的叙述,不正确的是　　　　　（　　）
　　A. 如胸膜腔内为气体,选在锁骨中线第二肋间引流为宜
　　B. 如胸膜腔内为液体,选在腋中线和腋后线之间的第 6～8 肋间插管引流
　　C. 为保持管腔通畅,要经常挤压引流管
　　D. 拔管时,待患者深吸气后屏气,再迅速拔除引流管
　　E. 患者宜取平卧位

13. 闭合性肋骨骨折的治疗要点是　　　　　　　　　　　（　　）
　　A. 止痛、防治并发症　　　B. 胸膜腔穿刺　　　　C. 胸膜腔闭式引流
　　D. 开胸探查　　　　　　　E. 气管插管或气管切开

14. 诊断血胸最重要的依据是　　　　　　　　　　　　　（　　）
　　A. 休克　　　　　　　　　　　　B. 气管移位
　　C. 胸部外伤史　　　　　　　　　D. 胸膜腔穿刺抽出不凝血液
　　E. 呼吸困难

15. 闭合性胸外伤后出现严重皮下气肿和极度呼吸困难,应首先考虑是　（　　）
　　A. 血胸　　　　　　　　B. 肺挫伤　　　　　　　C. 肋骨骨折
　　D. 张力性气胸　　　　　E. 闭合性气胸

16. 开胸术后第 1 日水封瓶长管内水柱无波动,患者深呼吸仍无波动,应提示　（　　）
　　A. 引流管阻塞　　　　　　　　　B. 胸膜腔内负压已恢复
　　C. 胸膜腔内负压过小　　　　　　D. 胸膜腔内负压过大
　　E. 肺不张

17. 可发生反常呼吸运动的胸部损伤是　　　　　　　　　（　　）
　　A. 多根多处肋骨骨折　　B. 闭合性气胸　　　　C. 张力性气胸
　　D. 急性血胸　　　　　　E. 慢性脓胸

18. 促进胸部损伤患者康复最主要的指导是　　　　　　　（　　）
　　A. 进行有效的咳嗽和呼吸　　　　B. 心理护理
　　C. 营养支持　　　　　　　　　　D. 早期活动
　　E. 注意休息

19. 胸腔闭式引流拔管时应嘱患者　　　　　　　　　　　（　　）
　　A. 深吸气后屏气　　　　　　　　B. 正常吸气后屏气
　　C. 正常呼吸　　　　　　　　　　D. 用力呼气后屏气
　　E. 正常呼气后屏气

20.搬动闭式胸腔引流病人时,最重要的是 （ ）
　　A.保证引流管通畅 　　　　　　　　B.夹紧引流管,暂停引流
　　C.注意管内水柱波动情况 　　　　　D.引流瓶不要高于病人胸腔平面
　　E.避免引流管受压、折曲

21.反常呼吸是指受伤处胸壁出现 （ ）
　　A.呼气时肋间隙增宽 　　　　　　　B.吸气和呼气时均外凸
　　C.吸气时外凸,呼气时内陷 　　　　D.吸气时内陷,呼气时外凸
　　E.吸气和呼气时均内陷

22.开放性气胸急救处理首先采取的措施是 （ ）
　　A.清创缝合术 　　　B.闭式胸腔引流 　　　C.封闭伤口
　　D.吸氧、输血、补液 　　　E.胸腔穿刺

23.多根多处肋骨骨折护理重点是 （ ）
　　A.止痛 　　　B.控制反常呼吸运动 　　　C.控制纵隔向患侧移位
　　D.控制纵隔向健侧移位 　　　E.吸氧

24.下列哪项不是闭式胸腔引流的目的 （ ）
　　A.排除胸腔积液及气体 　　　B.促进肺复张 　　　C.促使胸膜腔闭合
　　D.减轻胸壁疼痛 　　　E.预防胸腔感染

25.关于胸部损伤的护理诊断,下列哪项错误 （ ）
　　A.气体交换受损 　　　B.心输出量减少 　　　C.体液过多
　　D.清理呼吸道无效 　　　E.潜在并发症

26.对胸部损伤病人的康复指导首要的是 （ ）
　　A.愉快的心情 　　　B.有效的呼吸、咳痰 　　　C.适当加强营养
　　D.防止便秘 　　　E.劳逸结合

27.闭合性胸部损伤后出现严重皮下气肿和进行性加重的呼吸困难首先应考虑为
 （ ）
　　A.肋骨骨折 　　　B.肺挫伤 　　　C.创伤性窒息
　　D.张力性气胸 　　　E.血胸

28.张力性气胸的急救处理首先应 （ ）
　　A.气管内插管辅助呼吸 　　　　　　B.输血、输液治疗休克
　　C.立即排气解除胸膜腔的高压状态 　D.剖胸探查
　　E.气管切开

29.更换水封瓶前应首先用 （ ）
　　A.两把血管钳交叉夹紧胸腔导管 　　B.用两把血管钳夹紧水封瓶引流管
　　C.一把血管钳夹紧水封瓶引流管 　　D.血管钳夹紧水封瓶引流管远端
　　E.一把血管钳夹紧胸腔导管

30.检查闭式胸腔引流是否通畅,最简单的方法是观察 （ ）
　　A.引流管有无受压 　　　　　　　　B.引流是否过长
　　C.引流管有无扭曲 　　　　　　　　D.引流管是否滑脱
　　E.水封瓶内长玻璃的水柱有无波动

31. 闭式胸腔引流装置的处理,下列哪项是错误的 （　　）

    A. 病人取半卧位 B. 保持引流管通畅

    C. 引流瓶不能高于病人胸腔平面 D. 观察记录引流物的量及性质

    E. 引流瓶内短玻璃管与引流管相接,长管开放

32. 急性脓胸的治疗,错误的方法是 （　　）

    A. 应用抗生素 B. 全身支持疗法 C. 胸腔穿刺抽出脓汁

    D. 闭式胸腔引流 E. 开放式胸腔引流

33. 早期中心型肺癌诊断率最高的检查方法是 （　　）

    A. 胸腔积液检查 B. 纵隔镜检查

    C. 转移灶活组织检查 D. 支气管镜检查

    E. 经皮肤穿刺活组织检查

34. 肺癌最常见的早期症状是 （　　）

    A. 刺激性咳嗽 B. 咯血 C. 脓痰

    D. 胸背疼痛 E. 胸闷

35. 肺癌手术后的护理重点是 （　　）

    A. 营养支持 B. 呼吸道管理 C. 维持循环

    D. 预防感染 E. 镇静止痛

36. 肺癌手术前后不正确的护理是 （　　）

    A. 术前送取痰液做细胞学检查 B. 指导腹式呼吸和有效咳嗽

    C. 术后观察有无皮下气肿和气管移位 D. 术后常规给氧

    E. 术后指导肩臂功能锻炼

37. 食管癌术后护理,下列哪项是错误的 （　　）

    A. 病人平稳取半卧位 B. 鼓励病人咳嗽排痰

    C. 保持各引流管通畅 D. 术后 1 周即可进普食

    E. 术后 3～4 天肠功能恢复可拔胃管

38. 食管癌术前准备阶段对能吞咽者给予 （　　）

    A. 高热量、低蛋白、高维生素半流食

    B. 低热量、低蛋白半流食

    C. 高热量、高脂肪半流食

    D. 高热量、高蛋白、高维生素半流食

    E. 禁食

39. 在食管癌护理过程中,胃管不通采用什么措施 （　　）

    A. 少量等渗盐水冲洗 B. 多量盐水用力冲洗

    C. 向上提胃管 D. 向下送胃管

    E. 拔出胃管更换

40. 下列哪种情况不是食管癌的特征 （　　）

    A. 男性较多 B. 食管中段发病率最高

    C. 疼痛不是早期症状 D. 常伴有胸闷、气促

    E. 多是鳞状上皮癌

41. 下列哪项不是早期食管癌的临床表现 　　　　　　　　　　　　(　)
    A. 咽部不适感　　　　　　　　　　　　B. 食物停滞感
    C. 进行性咽下困难　　　　　　　　　　D. 进食哽噎感
    E. X 线钡餐显示食管黏膜紊乱

42. 食管癌的典型症状是 　　　　　　　　　　　　　　　　　　　(　)
    A. 进行性消瘦　　　　　B. 进行性咽下困难　　　C. 进食不畅伴呕吐
    C. 间歇性胸痛　　　　　E. 低热及贫血

43. 对早期食管癌最有诊断意义的检查是 　　　　　　　　　　　　(　)
    A. 食管镜检查　　　　　B. 细胞学检查　　　　　C. 钡餐 X 线检查
    D. 临床表现　　　　　　E. 超声检查

44. 下列食管癌术前的胃肠道准备,错误的是 　　　　　　　　　　(　)
    A. 口服抗生素溶液
    B. 梗阻明显者经鼻胃管冲洗食管
    C. 术前 3 天流质饮食,术前 1 天禁食
    D. 结肠代食管者,术前 3～5 天口服新霉素
    E. 术前放置胃管通过梗阻部位困难时,应强行插入

45. 食管癌行胃造瘘患者的护理,错误的是 　　　　　　　　　　　(　)
    A. 每 3～4h 灌注一次
    B. 灌注前将灌注液加热至与体温相同的温度
    C. 每次灌注 500～800ml
    D. 灌完后用 20～30ml 温水冲洗导管
    E. 每次灌食后用温水拭净皮肤

46. 下列有关人工瓣膜替换术后患者服用抗凝药物的注意事项,不正确的是 (　)
    A. 定时定量服药
    B. 密切观察有无出血倾向
    C. 禁服抑制抗凝的药物
    D. 若需行其他外科手术,仍可服用抗凝药物
    E. 每 2 周复查凝血酶原 1 次

A2 型题

1. 女性,25 岁,左乳房肿块 3 年,近 2 个月生长较快,无痛。体格检查:左乳房外上象限
   肿块,大小为 3cm×3cm×1cm,可推动,质地中等,边界清楚,考虑可能为哪一种疾病
   　　　　　　　　　　　　　　　　　　　　　　　　　　　　　　(　)
   A. 乳腺癌　　　　　　　B. 乳房结核　　　　　　C. 乳房囊性增生病
   D. 乳管内乳头状瘤　　　E. 乳房纤维腺瘤

2. 患者,女 ,39 岁。月经来潮前双乳胀痛,经期过后,症状减轻。体格检查:双乳内可触
   及大小不等、条索与结节状多发肿物,界限不清,质韧,可推动。最可能的诊断是
   　　　　　　　　　　　　　　　　　　　　　　　　　　　　　　(　)
   A. 乳腺囊性增生病　　　B. 乳房结核　　　　　　C. 乳癌
   D. 乳管内乳头状瘤　　　E. 乳腺纤维瘤

3. 患者,女,24 岁。产后 3 周,左乳红肿疼痛,乳汁不畅,全身发热,白细胞 12×10^9/L。最可能的诊断是 （　）
   A. 急性乳房炎 　　　　B. 乳房结核 　　　　C. 乳腺纤维瘤
   D. 乳管内乳头状瘤 　　E. 乳房癌

4. 患者,女,28 岁。足月顺产,产后 4 周,右乳红肿疼痛 1 周,T38.5℃,全身发热,白细胞 14×10^9/L,怀疑深部脓肿。最有效的检查方法是 （　）
   A. X 线检查 　　　　　B. B 超检查 　　　　C. CT 检查
   D. 穿刺抽吸 　　　　　E. 查波动感

5. 患者,女,55 岁。沐浴时触及左腋窝结节,病理检查为来源不明的转移癌。最可能的原发肿瘤是 （　）
   A. 胃癌 　　　　　　　B. 肺癌 　　　　　　C. 乳房癌
   D. 胰腺癌 　　　　　　E. 结肠癌

6. 患者,女,33 岁。右乳头溢出血性液体 2 月余。体格检查:乳房内未扪及明显肿块。最可能的诊断是 （　）
   A. 乳房结核 　　　　　B. 乳腺囊性增生病 　C. 乳管内乳头状瘤
   D. 乳房慢性炎症 　　　E. 乳房纤维腺瘤

7. 患者,女,50 岁。无意中摸到右乳房有一肿块,无疼痛。为尽快明确肿块性质,最可靠的检查是 （　）
   A. B 超 　　　　　　　B. 红外线扫描 　　　C. 肿块组织病理活检
   D. 乳房钼靶摄片 　　　E. CT

8. 患者,女,55 岁。右乳头瘙痒 6 月余。体格检查:右乳头及乳晕区皮肤潮红、渗出,有较多鳞屑,少量增厚,未扪及明显肿块。最可能的诊断是 （　）
   A. 乳房结核 　　　　　B. 乳管内乳头状瘤 　C. 乳腺囊性增生病
   D. 乳头湿疹样癌 　　　E. 炎性乳癌

9. 患者,女,53 岁。近日发现右乳肿物就诊。体格检查:右乳外上象限有直径为 2.5cm 大小肿物,质硬,高低不平,移动稍差,界限不清。最可能诊断是 （　）
   A. 乳房癌 　　　　　　B. 乳腺纤维瘤 　　　C. 乳腺囊性增生病
   D. 乳管内乳头状瘤 　　E. 炎性乳房癌

10. 患者,女,24 岁。近半年来发现右乳内肿块,多次来院检查,肿物生长慢,位于外上象限,无压痛,质韧,可推动,表面光滑,界限清楚。最可能诊断是 （　）
    A. 乳腺纤维瘤 　　　　　　　　　B. 乳房结核
    C. 乳腺囊性增生病 　　　　　　　D. 乳管内乳头状瘤
    E. 乳房癌

11. 患者,男,52 岁。损伤性血胸入院,拟行闭式胸膜腔引流,其置管的部位是 （　）
    A. 患侧第二肋间,腋前线 　　　　B. 患侧第二肋间,腋中线
    C. 患侧第二肋间,腋后线 　　　　D. 患侧第七肋间,锁骨中线
    E. 患侧第八肋间,腋后线

12. 患者,男,43 岁。损伤性血胸行闭式胸膜腔引流,水封瓶中长玻璃管下端应置于水面以下 （　）

A. 1cm B. 3～4cm C. 7～8cm

D. 9～10cm E. 12cm

13. 患者,女,19岁。气胸行闭式胸膜腔引流,为判断引流是否通畅,应特别注意观察的
是 （　）

A. 患者呼吸 B. 患者面色

C. 长玻璃管的水柱波动 D. 患者是否躁动

E. 患者血压

14. 患者,男,45岁,血胸患者。今日突发寒战高热,体温39.5℃,胸膜腔引流液为血性
混浊液体。最可能的情况是 （　）

A. 进行性血胸 B. 凝固性血胸 C. 机化性血胸

D. 慢性血胸 E. 感染性血胸

15. 患者,男,41岁,气胸患者。胸膜腔闭式引流近24h内无气体溢出,X线胸片示肺膨
胀良好,拔管后5h诉胸闷。查体:见引流口敷料脱落,随呼吸可听到轻微的声音,其
出现的情况是 （　）

A. 开放性气胸 B. 拔管过早 C. 闭合性气胸

D. 张力性气胸 E. 正常情况

16. 患者,男,20岁。车祸胸部损伤25h,心率120次/min,血压90/70mmHg,呼吸困难
逐渐加重,气管向左移位,胸部右侧叩诊高度鼓音,右侧胸穿未抽出血性液体,X线
示右胸透亮度增高,未见液平面。最可能的诊断是 （　）

A. 损伤性窒息 B. 凝固性气胸 C. 张力性气胸

D. 支气管断裂 E. 肺内出血

17. 患者,女,35岁。左胸部外伤5h,心率130次/min,血压86/60mmHg,左侧胸穿抽
出血液,静置后不凝固。化验:Hb和RBC均降低。应立即采取的措施是 （　）

A. 气管插管 B. 行胸膜腔闭式引流术

C. 输血、输液并行开胸探查 D. 病情稳定后清除血凝块

E. 给予止血药物

18. 男性,40岁,胸部闭合性损伤导致左侧血气胸,经胸腔闭式引流后病情平稳,下列哪
项情况是拔管的最好指标 （　）

A. 胸腔闭式引流量连续2天少于50ml

B. 胸腔闭式引流长管内水柱波动停止

C. 胸腔闭式引流瓶内无气体溢出

D. 胸腔闭式引流管内水柱波动小于1cm

E. 水封瓶内无气体逸出或一日引流量少于50ml,X线证实患侧肺完全膨胀

19. 患者,男,35岁。胸部外伤,胸痛、气促、痰中带血,呼吸36次/min,心率130次/
min,血压110/80mmHg,躁动,气管明显右移,广泛的皮下捻发音,左胸叩诊过清
音,左胸呼吸音弱。首要的处理措施是 （　）

A. 应用镇静止痛等药物 B. 立即气管插管

C. 压迫法消除左前胸反常呼吸运动 D. 左胸放置闭式胸膜腔引流

E. 心包腔穿刺

20. 患者,男,30 岁。车祸撞伤前胸部,即感胸痛、气促、心悸。体格检查:呼吸 40 次/
min,心率 122 次/min,痛苦面容,双肺呼吸音清,心音弱,颈静脉怒张。首要的处理
措施是 （　　）
   A. 立即开胸手术 　　　　　　　　　　B. 立即行胸膜腔闭式引流
   C. 胸膜腔穿刺 　　　　　　　　　　　D. 输血、输液
   E. 心包腔穿刺

21. 患者,女,53 岁,因肺癌行肺叶切除术后。以下护理措施不正确的是 （　　）
   A. 鼓励患者早期下床活动
   B. 必要时吸痰
   C. 雾化吸入
   D. 保持呼吸道通畅,鼓励患者咳嗽排痰
   E. 胸膜腔引流水封瓶内水柱无波动时即可拔除引流管

22. 患者,男,50 岁。因吞咽时有哽噎感,经检查诊断为"食管癌",拟行结肠代食管手术
治疗。术前护理措施错误的是 （　　）
   A. 术前 3 日改流质饮食 　　　　　　　B. 术前 3~5 日口服肠道不吸收抗生素
   C. 术前 1 日禁食 　　　　　　　　　　D. 术前 3 日每晚行清洁灌肠
   E. 手术日晨置胃管

23. 患者,女,58 岁。半年前出现进食时偶发哽噎感及胸骨后刺痛,食后症状消失。近
几日自觉吞咽困难,经检查确诊为食管癌,行食管癌根治术。术后护理应特别注意
的是 （　　）
   A. 心理护理 　　　　　B. 早期活动 　　　　　C. 饮食护理
   D. 保持大小便通畅 　　E. 维持体液平衡

24. 患者,男,53 岁。因"食管癌"一周前行食管-胃吻合术,现患者出现高热、呼吸困难、
胸痛,查白细胞 $20 \times 10^9/L$。以下护理措施不正确的是 （　　）
   A. 进流质饮食 　　　　　　　　　　　B. 行胸腔闭式引流
   C. 遵医嘱予以抗感染治疗 　　　　　　D. 营养支持
   E. 严密观察生命体征

25. 患者,男,51 岁。肺癌行全肺切除术后,正确的护理措施是 （　　）
   A. 24h 补液量 3000ml 　　　　　　　　B. 调节输液速度 60 滴/min
   C. 取全患侧卧位 　　　　　　　　　　D. 取 1/4 患侧卧位
   E. 胸腔引流管呈开放状态

26. 患者,男,60 岁。左侧中央型肺癌行全肺切除术后第 1 天,出现频繁咳嗽、咳粉红色
泡沫痰、呼吸困难。应高度怀疑 （　　）
   A. 肺炎 　　　　　B. 肺不张 　　　　　C. 气胸
   D. 急性肺水肿 　　E. 成人呼吸窘迫综合征

27. 患者,男,56 岁。曾患肺结核已治愈,近 3 个月来咳嗽,痰中带血。胸片示右肺门旁
3.0cm×3.5cm 肿块影,边缘模糊,3 次痰液查癌细胞均为阴性。为确诊,下一步应
采取的检查方法是 （　　）
   A. 再次痰液检查找癌细胞 　　　　　　B. 经胸壁穿刺活检

C.支气管纤维镜检查　　　　　　　　D.胸部 CT

E.纵隔镜检查

28.患者,男,40 岁。急性脓胸患者行胸腔闭式引流,水封瓶应低于胸膜腔　　（　　）

A.20cm　　　　　　　　B.30cm　　　　　　　　C.40cm

D.50cm　　　　　　　　E.60cm

29.患儿,女,11 岁。出生后即发现有心脏病,口唇发绀,哭闹时更为显著,且逐年加重。
超声心动图检查提示为法洛四联症。下列各项表现,不可能出现的是　　（　　）

A.左心室肥大　　　　　　　　　　　B.右心室肥大

C.红细胞计数和血红蛋白增高　　　　D.喜蹲踞

E.发育障碍

30.患者,女,51 岁,活动后胸闷、气促 6 年。体检:心尖区第一心音亢进,舒张中期隆隆
样杂音。超声心动图提示风湿性心脏病、二尖瓣狭窄、瓣膜钙化严重。最主要的护
理诊断是　　（　　）

A.活动无耐力　　　　B.自理能力下降　　　C.心输出量减少

D.焦虑　　　　　　　E.营养失调:低于机体需要量

A3 型题

1.男性,28 岁,胸部撞伤后 1h 来医院,病人极度呼吸困难、发绀、出冷汗。查体:血压
80/60mmHg,气管向左侧移位,右侧胸廓饱满,叩诊呈鼓音,呼吸音消失,颈、胸部广
泛皮下气肿。胸部 X 线检查诊断:右侧第 5 肋骨骨折,血气胸。医生采取胸腔闭式
引流治疗。

(1)造成病人极度呼吸困难、发绀的主要原因是　　（　　）

A.健侧肺受压迫　　　　　　　　B.纵隔向健侧移位

C.静脉血液回流受阻　　　　　　D.伤侧胸腔压力不断升高

E.广泛皮下气肿

(2)护士巡视病房时,发现引流管衔接处脱节,应立即作出的处理是　　（　　）

A.更换胸腔引流管　　　　　　　B.通知医生处理

C.引流管重新连接　　　　　　　D.钳夹闭引流管近端

E.拔除胸腔引流管

2.患者,男,22 岁。右胸刺伤 2h,创口与胸膜腔相通,患者极度呼吸困难。

(1)最先采取的急救措施是　　（　　）

A.迅速封闭胸壁伤口　B.立即手术　　　　C.输血、输液

D.胸膜腔闭式引流　　E.清创缝合

(2)局部伤口加盖凡士林纱布包扎固定的目的是　　（　　）

A.减少局部出血　　B.减少气体进入胸膜腔　C.减轻胸廓运动

D.克服纵隔摆动　　E.预防感染

(3)如行胸膜腔闭式引流,患者应取的卧位是　　（　　）

A.平卧位　　　　　　B.侧卧位　　　　　　C.半卧位

D.低坡卧位　　　　　E.俯卧位

A4 型题

1. 女性,60 岁,右乳房外上方发现肿物 1 个月,无痛。查体:右乳外上象限触及肿物一个,3cm×3cm×2.5cm,质坚硬,表面不光滑,活动度小,界限不清,右腋下触及 3 个孤立的淋巴结,质硬。

　(1)初步诊断是　　　　　　　　　　　　　　　　　　　　　　　　　　　(　　)

　　　A.乳腺癌　　　　　　　B.乳管内乳头状瘤　　　　C.乳腺囊性增生病

　　　D.乳头纤维腺瘤　　　　E.炎性乳癌

　(2)为进一步确诊,进行的下列检查中哪项无意义　　　　　　　　　　　　(　　)

　　　A.钼靶片检查　　　　　B.超声波检查　　　　　　　C.CT 扫描

　　　D.乳头溢液涂片　　　　E.血清甲胎蛋白

　(3)首选哪种治疗方法　　　　　　　　　　　　　　　　　　　　　　　　(　　)

　　　A.放射治疗　　　　　　B.化学疗法　　　　　　　　C.手术疗法

　　　D.免疫疗法　　　　　　E.中草药疗法

　(4)病人如果进行了手术治疗,术后病情平稳应取什么卧位　　　　　　　　(　　)

　　　A.平卧位　　　　　　　B.侧卧位　　　　　　　　　C.半卧位

　　　D.中凹卧位　　　　　　E.俯卧位

2. 患者,女,45 岁。3 个月前无意中发现左乳有一小指大小的无痛性肿块,近 1 个月来肿块逐渐增大。体格检查:左乳可扪及 3cm×2cm×1.5cm 大小的肿块,边界不清,表面不甚光滑,活动度尚可。近期出现患侧乳头内陷,同侧腋窝可扪及 2 个散在、可推动的淋巴结。初步怀疑为乳癌。入院后,患者紧张不安,食欲下降,睡眠差,常暗自哭泣,担心治疗效果和家庭未来生活。

　(1)对确诊最有价值的检查是　　　　　　　　　　　　　　　　　　　　(　　)

　　　A.乳房钼靶 X 线检查　　　　　　　　　B.B 型超声波

　　　C.近红外线扫描　　　　　　　　　　　D.乳腺导管造影

　　　E.活组织病理检查

　(2)该病的好发部位是　　　　　　　　　　　　　　　　　　　　　　　　(　　)

　　　A.乳房外上象限　　　　B.乳房外下象限　　　　　　C.乳房内上象限

　　　D.乳房内下象限　　　　E.乳管近乳头开口处

　(3)该患者的乳癌分期是　　　　　　　　　　　　　　　　　　　　　　　(　　)

　　　A.Ⅰ期　　　　　　　　B.Ⅱ期　　　　　　　　　　C.Ⅲ期

　　　D.Ⅳ期　　　　　　　　E.晚期

　(4)造成患者乳头内陷的原因是　　　　　　　　　　　　　　　　　　　　(　　)

　　　A.癌细胞堵塞皮下淋巴管　　　　　　　B.癌肿侵犯乳房 Cooper 韧带

　　　C.癌肿与胸肌黏连　　　　　　　　　　D.癌肿与皮肤黏连

　　　E.癌肿侵犯乳管

　(5)患者目前最主要的护理诊断是　　　　　　　　　　　　　　　　　　　(　　)

　　　A.知识缺乏　　　　　　　　　　　　　B.焦虑、抑郁

　　　C.睡眠形态改变　　　　　　　　　　　D.皮肤完整性受损

　　　E.语言沟通障碍

(6)若术后第一天发现皮瓣下有少量积血、积液,不正确的护理措施是　　　　（　　）

 A.伤口加压包扎　　　　　　　　B.局部砂袋压迫

 C.引流管持续负压吸引　　　　　D.止血药物

 E.活动患侧肩部

3.患者,男,28岁。左胸外伤后肋骨骨折,极度呼吸困难、发绀,烦躁不安。体格检查:脉细速,血压84/62mmHg,皮肤湿冷,气管右移,颈静脉充盈,头颈部和右胸皮下气肿,左胸廓饱满,肋间隙增宽,呼吸幅度降低,叩诊呈鼓音,右肺呼吸音消失。

(1)最可能的诊断是　　　　　　　　　　　　　　　　　　　　　　（　　）

 A.闭合性气胸　　　　B.开放性气胸　　　　C.张力性气胸

 D.创伤性气胸　　　　E.血气胸伴失血性休克

(2)首要的急救措施是　　　　　　　　　　　　　　　　　　　　　（　　）

 A.高流量给氧　　　　B.快速输血补液　　　C.开胸探查

 D.排气减压　　　　　E.气管切开辅助呼吸

(3)此时患者最主要的护理问题是　　　　　　　　　　　　　　　　（　　）

 A.潜在并发症:休克　　　　　　B.知识缺乏

 C.恐惧　　　　　　　　　　　　D.营养失调:低于机体需要量

 E.清理呼吸道无效

(4)若该患者行胸腔闭式引流5日后,仍严重漏气,呼吸困难未见好转,此时,进一步的处理措施是　　　　　　　　　　　　　　　　　　　　　　　　（　　）

 A.开胸探查　　　　　　　　　　B.持续大流量吸氧

 C.增加胸膜腔插管引流　　　　　D.人工呼吸机辅助呼吸

 E.输血、输液,加强支持治疗

4.患者,男,57岁。有冠心、心绞痛病史8年余,经内科治疗不能缓解。冠状动脉造影显示:前降支和回旋支明显狭窄。

(1)引起本病的主要危险因素不包括　　　　　　　　　　　　　　　（　　）

 A.高血脂　　　　　　B.高血压　　　　　　C.糖尿病

 D.高纤维素饮食　　　E.吸烟

(2)若行冠状动脉旁路移植术,术后的护理措施错误的是　　　　　　（　　）

 A.取静脉的肢体应抬高,保持功能位

 B.注意观察取静脉肢体的肢端血运情况

 C.为防血管吻合口出血,术后第2天开始被动活动

 D.站立时,勿持续时间过久

 E.取坐位时,避免取静脉侧下肢足下垂

(3)下列除哪项外,均为该手术后常见的并发症　　　　　　　　　　（　　）

 A.血栓形成　　　　　B.肺部并发症　　　　C.出血

 D.急性肾衰竭　　　　E.肝功能障碍

(4)对该患者进行术后的健康教育,错误的指导是　　　　　　　　　（　　）

 A.饮食宜低脂　　　　　　　　　B.注意休息、适当活动

 C.加强自我监测　　　　　　　　D.定期测定凝血酶原时间

E.感冒时可服用阿司匹林类解热镇痛药

（二）名词解释

1.急性乳房炎　　　　　　2.乳腺癌的"酒窝征"　　　　3.炎性乳癌
4.胸壁反常呼吸运动　　　5.纵隔扑动　　　　　　　　6.闭式胸腔引流
7.脓气胸　　　　　　　　8.中心型肺癌　　　　　　　9.胃造瘘术
10.体外循环

第五章　腹部疾病患者的护理

（一）选择题

A1 型题

1.腹腔内实质脏器损伤最可靠的诊断依据是　　　　　　　　　　　（　　）
　A.板状腹　　　　　　　　　　　　B.腹腔穿刺抽出不凝固血液
　C.腹肌紧张　　　　　　　　　　　D.膈下游离气体
　E.移动性浊音

2.确定腹腔内脏器损伤最有价值的方法是　　　　　　　　　　　　（　　）
　A.同位素扫描　　　　　B.B超　　　　　　　　C.X线
　D.腹腔穿刺　　　　　　E.腹部压痛

3.腹部闭合性、实质性脏器破裂时,最有意义的护理观察项目是　　（　　）
　A.观察血压、脉搏　　　　　　　　B.观察血红蛋白和红细胞计数
　C.B超检查　　　　　　　　　　　D.腹部X线平片
　E.肠鸣音

4.原发性腹膜炎与继发性腹膜炎的主要区别在于　　　　　　　　　（　　）
　A.腹痛性质　　　　　　　　　　　B.病原菌的种类
　C.腹腔有无原发性病灶　　　　　　D.腹肌紧张程度
　E.有无内脏损伤

5.急性化脓性腹膜炎的治疗中最为重要的是　　　　　　　　　　　（　　）
　A.大剂量抗生素的应用　　　　　　B.禁食、胃肠减压
　C.原发病灶的处理　　　　　　　　D.有效的腹腔引流
　E.冲洗腹腔、吸尽脓液

6.诊断性腹腔穿刺抽出的血液不凝固提示　　　　　　　　　　　　（　　）
　A.误穿入血管　　　　　B.误入肠腔　　　　　C.腹腔内积血
　D.胰腺损伤　　　　　　E.凝血功能障碍

7.护理胃肠减压的病人时,下列哪项是错误的　　　　　　　　　　（　　）
　A.及时更换引流瓶　　　　　　　　B.口服药物后胃肠减压仍应持续进行
　C.注意口腔护理　　　　　　　　　D.观察并记录引流液数量及性状
　E.维持水和电解质平衡

8.判断胃肠道破裂最有价值的发现是 （　）

　　A.腹膜刺激征　　　　　B.有气腹　　　　　C.心率增快

　　D.呕血　　　　　　　　E.腹胀

9.腹内器官损伤在观察期间出现下列哪项提示需进行手术治疗 （　）

　　A.恶心、呕吐　　　　　　　　　　　B.腹腔抽出的血液凝固

　　C.腹痛及腹膜刺激征进行性加重　　　D.剧烈阵发性腹痛

　　E.白细胞计数 11×10^9/L。

10.腹腔实质性器官破裂伴有失血性休克病人的处理原则是 （　）

　　A.补充液体　　　　　　　　　　　B.抗休克同时进行手术

　　C.待休克纠正后再手术　　　　　　D.应用血管活性药

　　E.镇静、镇痛

11.腹部手术后病人拔除胃管的适宜时间为 （　）

　　A.术后第 3 天　　　　　B.能进食后　　　　　C.无胃液抽出时

　　D.肠蠕动恢复,肛门排气后　　　　　E.下床活动后

12.腹股沟斜疝手术后取仰卧位,在腘窝部垫枕,其主要目的是 （　）

　　A.髋关节微屈,缓解张力,以利愈合　　B.减轻术后头痛

　　C.防止复发和感染　　　　　　　　　D.减少阴囊血肿的发生

　　E.减轻切口疼痛及渗血

13.疝内容物最常见的是 （　）

　　A.阑尾　　　　　　　B.结肠　　　　　C.膀胱

　　D.小肠　　　　　　　E.大网膜

14.绞窄性疝的处理原则是 （　）

　　A.应用大剂量抗生素　　B.支持治疗　　　　C.紧急手术

　　D.对症处理　　　　　　E.立即手法复位

15.腹外疝病人的术前护理措施中错误的是 （　）

　　A.预防呼吸道感染　　B.纠正水、电解质失衡　　C.皮肤准备

　　D.便秘可暂不处理　　E.戒烟 2 周

16.腹外疝最主要的发病原因是 （　）

　　A.腹壁强度降低　　　B.排尿困难　　　　C.腹水

　　D.便秘　　　　　　　E.咳嗽

17.疝内容物可进入阴囊的疝是 （　）

　　A.腹股沟直疝　　　　B.切口疝　　　　　C.脐疝

　　D.股疝　　　　　　　E.腹股沟斜疝

18.腹外疝中最易发生嵌顿的疝是 （　）

　　A.腹股沟斜疝　　　　B.腹股沟直疝　　　C.股疝

　　D.切口疝　　　　　　E.脐疝

19.进入疝囊成为疝内容物最多见的脏器是 （　）

　　A.小肠　　　　　　　B.大网膜　　　　　C.盲肠

　　D.阑尾　　　　　　　E.乙状结肠

20. 对胃、十二指肠溃疡急性穿孔最有诊断意义的是　　　　　　　　　　（　　）

    A. X 线检查有气液平面　　　　　　　　B. 腹肌紧张呈"木板样"强直

    C. 腹腔穿刺有带食物的液体　　　　　　D. 突发上腹部绞痛

    E. 血白细胞计数增高

21. 胃十二指肠溃疡急性大出血的临床表现,应除外　　　　　　　　　　（　　）

    A. 腹部轻度膨隆　　　　B. 大量呕血或黑便　　　　C. 腹肌紧张不明显

    D. 上腹部有轻度压痛　　E. 肠鸣音减弱或消失

22. 胃大部切除术后最早可能出现的并发症为　　　　　　　　　　　　　（　　）

    A. 吻合口瘘　　　　　　B. 吻合口梗阻　　　　　C. 倾倒综合征

    D. 上消化道出血　　　　E. 十二指肠残端破裂

23. 胃十二指肠溃疡术后病人,进食的指征是　　　　　　　　　　　　　（　　）

    A. 麻醉清醒后,血压平稳　　　　　　　B. 病情好转,病人食欲增加

    C. 手术切口愈合拆线后　　　　　　　　D. 术后 3 天

    E. 肠蠕动恢复,肛门排气

24. 胃十二指肠溃疡穿孔非手术治疗护理中,最重要的是　　　　　　　　（　　）

    A. 禁食禁水　　　　　　B. 给予半坐位　　　　　C. 严密监测病情变化

    D. 维持水电解质平衡　　E. 持续有效地胃肠减压

25. 瘢痕性幽门梗阻呕吐的特点,应除外　　　　　　　　　　　　　　　（　　）

    A. 呕吐量大　　　　　　　　　　　　　B. 呕吐后者症状不减轻

    C. 有自行诱发呕吐的习惯　　　　　　　D. 呕吐物不含胆汁,酸臭味

    E. 呕吐物多为隔夜食物残渣

26. 胃十二指肠急性穿孔病人术前准备和非手术治疗中,错误的是　　　　（　　）

    A. 病人应取半卧位　　　　　　　　　　B. 应给予少量流质饮食

    C. 保持有效的胃肠减压　　　　　　　　D. 维持水、电解质及酸碱平衡

    E. 及时应用抗生素及监测病情

27. 早期胃癌的概念是　　　　　　　　　　　　　　　　　　　　　　（　　）

    A. 全身症状不明显　　　　　　　　　　B. 没有淋巴结转移

    C. 癌细胞未侵入浆膜层　　　　　　　　D. 病灶直径在 1cm 以内

    E. 病灶局限于黏膜或黏膜下层

28. 瘢痕性幽门梗阻因呕吐频繁所致水、电解质紊乱为　　　　　　　　　（　　）

    A. 低氯低钾性代谢性碱中毒　　　　　　B. 低氯高钾性呼吸性碱中毒

    C. 高氯低钾性代谢性酸中毒　　　　　　D. 低氯高钾性代谢性酸中毒

    E. 低氯高钾性呼吸性酸中毒

29. 胃癌的好发部位是　　　　　　　　　　　　　　　　　　　　　　（　　）

    A. 贲门　　　　　　　　B. 胃底　　　　　　　　C. 胃窦

    D. 胃体小弯侧　　　　　E. 胃体大弯侧

30. 胃十二指肠溃疡穿孔的体征,应除外　　　　　　　　　　　　　　　（　　）

    A. 板状腹　　　　　　　B. 上腹部压痛　　　　　C. 肠鸣音亢进

    D. 肠鸣音减弱或消失　　E. 肝浊音区缩小或消失

31. 胃溃疡急性穿孔的早期表现,错误的是　　　　　　　　　　　　　（　　）

    A. 持续剧烈疼痛　　　　　B. 腹膜刺激症状　　　　C. 肝浊音区缩小或消失

    D. 肠鸣音减弱或消失　　　E. 感染性休克

32. 瘢痕性幽门梗阻最突出的临床表现是　　　　　　　　　　　　　（　　）

    A. 消瘦　　　　　　　　　B. 大量呕吐　　　　　　C. 上腹胀痛

    D. 上腹膨隆　　　　　　　E. 胃型及蠕动波

33. 关于倾倒综合征的认识正确的是　　　　　　　　　　　　　　　（　　）

    A. 可出现休克、出血

    B. 由于胃肠吻合口过小而引起

    C. 表现为进甜食后上腹不适、心慌、恶心等

    D. 长期不愈者,可将毕Ⅰ式改成毕Ⅱ式手术

    E. 首选治疗应禁食,并给予胃肠减压、抗炎等治疗

34. 胃十二指肠溃疡穿孔并发休克病人的护理中,不正确的是　　　　（　　）

    A. 禁食禁水　　　　　　　B. 取半卧位　　　　　　C. 保持有效的胃肠减压

    D. 及时应用抗生素治疗　　E. 维持水电解质和酸碱平衡

35. 胃十二指肠溃疡急性大出血的主要临床表现为　　　　　　　　　（　　）

    A. 上腹部刀割样剧痛　　　B. 腹肌紧张　　　　　　C. 呕吐宿食

    D. 全身中毒症状　　　　　E. 失血性休克症状

36. 胃十二指肠溃疡急性大出血的护理措施,应除外　　　　　　　　（　　）

    A. 静脉输血　　　　　　　B. 安静卧床休息　　　　C. 定时测量生命体征

    D. 做好术前常规准备　　　E. 给予流质或无渣饮食

37. 胃大部切除术后 24～48h 内,常见的并发症是　　　　　　　　　（　　）

    A. 胃出血　　　　　　　　B. 胃潴留　　　　　　　C. 吻合口梗阻

    D. 倾倒综合征　　　　　　E. 胃肠吻合口瘘

38. 胃大部切除术后 5 天,病人突然出现上腹部剧烈疼痛,伴有强烈的腹膜刺激

    征,首先考虑是　　　　　　　　　　　　　　　　　　　　　（　　）

    A. 胃出血　　　　　　　　B. 胃潴留　　　　　　　C. 倾倒综合征

    D. 胃肠吻合口破裂　　　　E. 输出段空肠梗阻

39. 与绞窄性肠梗阻的临床表现不相符的是　　　　　　　　　　　　（　　）

    A. 腹部持续剧痛缓解　　　　　　　　　　B. 出现腹膜刺激征

    C. 肠鸣音消失　　　　　　　　　　　　　D. 呕吐血性或棕褐色液体

    E. X 线显示膨胀突出的孤立肠袢,不随时间改变位置

40. 下列关于肠梗阻时全身变化的叙述,错误的是　　　　　　　　　（　　）

    A. 大量呕吐,丢失胃液,易发生低氯低钾性酸中毒

    B. 血容量减少　　　　　　　　　　　　　C. 血液浓缩

    D. 毒素吸收而致毒血症,休克　　　　　　E. 失水失钠,等渗性缺水

41. 急性肠梗阻病人的治疗中,最首要的措施是　　　　　　　　　　（　　）

    A. 纠正水、电解质、酸碱平衡的失调　　　B. 灌肠

    C. 紧急手术　　　　　　　D. 输血治疗　　　　　　E. 应用抗生素

42. 单纯性机械性肠梗阻的腹痛特点是 （　　）
    A. 持续性隐痛   B. 阵发性绞痛伴肠鸣音亢进
    C. 持续性钝痛,肠鸣音消失   D. 持续性绞痛伴呕吐
    E. 阵发性胀痛

43. 提示绞窄性肠梗阻的是 （　　）
    A. 阵发性绞痛   B. 呕出粪样物   C. 全腹膨隆
    D. 肠鸣音亢进   E. 有明显腹膜刺激征

44. 肠梗阻的病理生理变化不包括下列哪项 （　　）
    A. 肠管壁血运障碍   B. 肠腔积气、积液   C. 呼吸性碱中毒
    D. 代谢性酸中毒   E. 感染、休克

45. 低位肠梗阻呕吐的特点是 （　　）
    A. 出现早、量多   B. 出现早、量少   C. 出现迟、量多
    D. 出现迟、量少   E. 出现早而频繁

46. 急性阑尾炎手术前后都存在且最突出的护理诊断是 （　　）
    A. 体液不足   B. 疼痛   C. 潜在并发症:内出血
    D. 恶心   E. 潜在并发症:黏连性肠梗阻

47. 针对外科急腹症"腹痛"的症状,下列哪项护理措施不妥 （　　）
    A. 诊断不明确时,禁用止痛剂
    B. 在病情观察期间应慎用止痛剂
    C. 对已决定手术的患者,为减轻其痛苦,可以适当使用镇痛药
    D. 为减轻患者的痛苦,应及时用吗啡或哌替啶
    E. 对诊断明确的单纯性胆绞痛、肾绞痛可给解痉剂和镇痛药

48. 急性阑尾炎最常见的病因是 （　　）
    A. 暴饮暴食   B. 细菌感染   C. 阑尾腔梗阻
    D. 精神紧张   E. 饭后剧烈活动

49. 老年人急性阑尾炎临床表现的特点是 （　　）
    A. 常发生于上呼吸道感染后
    B. 腹痛及腹部压痛均较轻,腹肌紧张不明显
    C. 常出现高热
    D. 胃肠道症状明显
    E. 白细胞计数显著增高

50. 急性阑尾炎的主要症状是 （　　）
    A. 恶心呕吐   B. 腹泻
    C. 食欲下降   D. 便秘
    E. 转移性右下腹痛

51. 急性阑尾炎病人寒战、高热、黄疸时应警惕 （　　）
    A. 化脓性胆管炎   B. 盆腔脓肿
    C. 脓毒症   D. 门静脉炎
    E. 膈下脓肿

52. 直肠癌的早期症状是 （   ）
　　A. 便血　　　　　　　　　　　　　B. 排便困难、便条变细
　　C. 大便习惯改变　　　　　　　　　D. 里急后重
　　E. 腹胀腹痛

53. 直肠癌术后饮食护理措施,应除外 （   ）
　　A. 一般禁食 2～3 天　　　　　　　B. 一般 3～4 天进流食
　　C. 2 周左右进半流食　　　　　　　D. 7～10 天内不可灌肠
　　E. 应进易消化的少渣饮食

54. 直肠癌行 Miles 手术的病人留置导尿的时间为 （   ）
　　A. 3 天左右　　　　　B. 1 周左右　　　　　C. 2 周左右
　　D. 3 周左右　　　　　E. 4 周左右

55. 直肠肛管周围脓肿最常见的病因为 （   ）
　　A. 肛裂　　　　　　　B. 便秘　　　　　　　C. 继发于外伤
　　D. 肛腺感染　　　　　E. 肛瘘

56. 直肠癌最常见的症状是 （   ）
　　A. 肛门痉挛　　　　　B. 黏液血便　　　　　C. 粪便变细
　　D. 排便困难　　　　　E. 肛周疼痛

57. 肛裂的主要症状是 （   ）
　　A. 出血　　　　　　　B. 便秘　　　　　　　C. 疼痛
　　D. 肛门烧灼感　　　　E. 肛门瘙痒

58. 肛裂形成的主要原因是 （   ）
　　A. 腹泻　　　　　　　B. 肠炎　　　　　　　C. 便秘
　　D. 痔　　　　　　　　E. 腹压增加

59. 混合痔是指 （   ）
　　A. 环形内痔　　　　　　　　　　　B. 痔和肛瘘同时存在
　　C. 瘘和肛门旁脓肿同时存在　　　　D. 内痔、外痔在不同位置同时存在
　　E. 直肠上、下静脉丛吻合处形成的痔

60. 痔切除术后第一天,应密切观察 （   ）
　　A. 排便情况　　　　　B. 排尿情况　　　　　C. 伤口出血
　　D. 肛门疼痛　　　　　E. 肠功能恢复情况

61. 行肝切除术后早期的病人体位应为 （   ）
　　A. 尽量活动,有利于胃肠道功能恢复　　B. 高半卧位,有利于引流
　　C. 鼓励咳痰,有利于保持呼吸通畅　　　D. 绝对平卧休息 24h 以上
　　E. 低半卧位,有利于血液回流

62. 引起门静脉高压症的常见原因是 （   ）
　　A. 门静脉血栓形成　　　　　　　　B. 门静脉无瓣膜结构
　　C. 肿瘤压迫肝外门静脉　　　　　　D. 门静脉炎症反应
　　E. 肝硬变

63. 门静脉高压症威胁生命的重要临床表现是
　　A 腹水、腹胀、食欲减退　　　　　　　B. 脾肿大、脾功能亢进
　　C. 肝肿大、肝功能受损　　　　　　　　D. 胃底、食管静脉曲张伴出血
　　E. 血细胞、血小板减少

64. 门静脉高压症病人禁食粗糙辛辣食物的目的是　　　　　　　　　（　　）
　　A. 避免诱发肝性脑病　　　　　　　　　B. 避免诱发上消化道出血
　　C. 减少腹水形成　　　　　　　　　　　D. 减少胃肠道刺激
　　E. 避免诱发内痔

65. 门静脉高压症上消化道出血病人行导泻的主要目的是　　　　　　（　　）
　　A. 减少肠内积血对消化道的刺激　　　　B. 减少肠内产气量
　　C. 有利于胃肠道功能的恢复　　　　　　D. 避免诱发肝性脑病
　　E. 预防肠内菌群失调

66. 行三腔管压迫出血停止之后,正确拔管应为　　　　　　　　　　（　　）
　　A. 停止牵引,先排空胃气囊,再排空食管气囊,立即拔管
　　B. 停止牵引,先排空食管气囊,再排空胃气囊,立即拔管
　　C. 停止牵引,先排空胃气囊,再排空食管气囊,继续观察 24h 无异常拔管
　　D. 停止牵引,先排空食管气囊,再排空胃气囊,继续观察 24h 无异常拔管
　　E. 停止牵引,先排空食管气囊,再排空胃气囊,继续观察 48h 无异常拔管

67. 肝硬变门静脉高压症病人术后慎用止血剂是因为　　　　　　　　（　　）
　　A. 不需要　　　　　　B. 没有必要　　　　　　C. 避免肝功能受损
　　D. 避免肾功能受损　　E. 避免诱发血栓形成

68. 门静脉高压症患者,术前一般不放置胃管的理由是避免　　　　　（　　）
　　A. 引起出血　　　　　B. 引起呕吐　　　　　　C. 影响休息
　　D. 影响胃肠功能　　　E. 损失胃液

69. 门-腔静脉交通支中,最重要的是　　　　　　　　　　　　　　　（　　）
　　A. 直肠下端交通史　　　　　　　　　　B. 腹壁交通支
　　C. 腹膜后交通支　　　　　　　　　　　D. 胃底、食管下端交通支
　　E. 肠系膜血管交通支

70. 胆道检查前不需要做碘过敏试验的是　　　　　　　　　　　　　（　　）
　　A. 静脉胆道造影　　　B. PTC　　　　　　　　C. ERCP
　　D. T 形管造影　　　　E. PTCD

71. 胆总管结石合并胆管炎病人,非手术治疗期间,出现下列哪项表现,应立即做好急诊
　　手术前准备　　　　　　　　　　　　　　　　　　　　　　　　　（　　）
　　A. 黄疸进行性加深　　　　　　　　　　B. 胆囊肿大有压痛
　　C. 低血压,意识不清　　　　　　　　　D. 体温升高,脉搏增加
　　E. 血白细胞计数增高

72. 出现 Charcot 三联症的胆道疾病是　　　　　　　　　　　　　　（　　）
　　A. 急性胆囊炎　　　　B. 胆囊结石　　　　　　C. 胆管结石合并胆管炎
　　D. 肝内胆管结石　　　E. 萎缩性胆囊炎

73. 胆道疾病影像学检查应首选 （ ）
  A. B 超　　　　　　　　B. CT　　　　　　　　C. MRI
  D. 胆道造影　　　　　　E. X 线平片

74. 可出现 Mirizzi 综合征的胆道疾病是 （ ）
  A. 胆囊炎　　　　　　　B. 胆囊结石　　　　　　C. 胆管炎
  D. 胆管结石　　　　　　E. 胆道蛔虫

75. 胆道结石形成后引起的主要病理变化是 （ ）
  A. 诱发癌变　　　　　　B. 引起肝功能损害　　　C. 诱发胰腺炎
  D. 引起胆道梗阻　　　　E. 引起胆道感染

76. 出现 Reynolds 五联症的疾病是 （ ）
  A. 胆囊炎　　　　　　　B. 肝胆管炎　　　　　　C. 胆管炎
  D. 化脓性梗阻性胆管炎　E. 胆管结石

77. Murphy 征是用来检查 （ ）
  A. 腹膜炎　　　　　　　B. 胆管炎　　　　　　　C. 胆囊炎
  D. 胆囊结石　　　　　　E. 胆道结石

78. 胆道系统疾病急性发作期禁食、胃肠减压的主要目的是 （ ）
  A. 防止呕吐造成误吸　　　　　　　B. 避免胃肠道内容物潴留
  C. 减轻腹胀　　　　　　　　　　　D. 减少胃肠内容物对胆道的刺激
  E. 有利于胃肠道功能的恢复

79. 细菌性肝脓肿最常见的症状是 （ ）
  A. 寒战、高热　　　　　B. 肝区疼痛　　　　　　C. 食欲减退
  D. 黄疸　　　　　　　　E. 肝脏肿块

80. 关于胆汁的描述，下列错误的是 （ ）
  A. 主要由胆管细胞分泌　　　　　　B. 能乳化脂肪
  C. 胆汁内 97% 是水　　　　　　　D. 促进脂溶性维生素吸收
  E. 正常人每天分泌量是 800～1200ml

81. Charcot 三联征发生的顺序是 （ ）
  A. 黄疸、寒战高热、腹痛　　　　　B. 腹痛、寒战高热、黄疸
  C. 寒战高热、黄疸、腹痛　　　　　D. 黄疸、腹痛、寒战高热
  E. 腹痛、黄疸、寒战高热

82. 对胆石症患者进行非手术治疗期间，患者频繁发作腹部绞痛，并进行性加重，黄疸更
  显著，血压下降，脉搏细速而弱，腹肌紧张。此时护士应该 （ ）
  A. 进一步观察病情变化　　　　　　B. 解痉止痛
  C. 纠正水、电解质和酸碱平衡　　　D. 及时报告医生并做好术前准备
  E. 给予抗生素预防感染

83. 胆总管结石合并胆管炎的患者行非手术治疗期间，出现下列哪项临床表现，应立即
  做好急诊手术术前准备 （ ）
  A. 呕吐　　　　　　　　B. 低血压，意识模糊　　C. 上腹部有压痛
  D. 体温升高，脉速　　　E. 白细胞计数增高

84. T 管拔管前,必不可少的护理措施是 （   ）

    A. B 超检查　　　　　　B. 抗菌药物应用　　　C. 检查血胆红素

    D. 无菌盐水冲洗　　　　E. 进行夹管试验

85. 引起急性胰腺炎的常见原因是 （   ）

    A. 胆道疾病　　　　　　B. 十二指肠反流　　　C. 饮酒过量

    D. 血液循环障碍　　　　E. 暴饮暴食

86. 急性胰腺炎病人疼痛时,不能应用的药物是 （   ）

    A. 654-2　　　　　　　　B. 阿托品　　　　　　C. 强痛定

    D. 吗啡　　　　　　　　E. 哌替啶

87. 能够反映急性胰腺炎严重程度的指标是 （   ）

    A. 血、尿淀粉酶值的高低　　　　　　　B. 血清钙值的高低

    C. 血清钾值的高低　　　　　　　　　　D. 血清钠值的高低

    E. 酸碱平衡失调的严重程度

88. 急性胰腺炎患者测血清钙为 1.8mmol/L,提示 （   ）

    A. 胃肠功能恢复　　　　B. 病情严重　　　　　C. 血容量不足

    D. 腹痛缓解　　　　　　E. 将出现缺钙症状

A2 型题

1. 患者,32 岁,与朋友聚餐后突发上腹部剧烈疼痛,体检发现腹部膨隆,上腹压痛明显,有反跳痛和腹肌紧张,下列处理不妥的是 （   ）

    A. 禁食　　　　　　　　B. 应用哌替啶止痛　　C. 应用抗生素控制感染

    D. 静脉输液　　　　　　E. 半卧体位

2. 患者,58 岁,急性化脓性腹膜炎术后第一天,对应用胃肠减压的作用不理解,护士的下列解释中不妥的是 （   ）

    A. 可以预防胃出血　　　　　　　　　　B. 有利于胃肠功能的恢复

    C. 可以减轻腹胀　　　　　　　　　　　D. 避免胃肠内液体漏入腹腔

    E 有利于胃肠吻合口的愈合

3. 一男性病人,69 岁,右侧腹股沟肿块可达阴囊处,外观呈梨形,回纳后指压内环包块不再出现,考虑诊断是 （   ）

    A. 腹股沟直疝　　　　　B. 腹股沟斜疝　　　　C. 切口疝

    D. 股疝　　　　　　　　E. 脐疝

4. 患者,25 岁,恶心、呕吐,上腹部疼痛数小时后转为右下腹痛,体温 38℃,下腹有固定压痛点,有轻度腹肌紧张及反跳痛,白细胞 $15 \times 10^9/L$。首先考虑的诊断是 （   ）

    A. 急性胆囊炎　　　　　　　　　　　　B. 急性阑尾炎

    C. 胃、十二指肠溃疡穿孔　　　　　　　D. 弥漫性腹膜炎

    E. 急性化脓性胆管炎

5. 一患儿,男,8 个月,阵发性哭闹,进乳后即呕吐,曾有果酱样便一次,中上腹明显肌紧张,可触及直径 1.5～3.0cm 压痛性肿物,应考虑为 （   ）

    A. 肠套叠　　　　　　　B. 阑尾炎　　　　　　C. 腹腔肿瘤

    D. 肠扭转　　　　　　　E. 急性肠炎

6. 患者,58 岁,体重 52kg,因"肠梗阻"入院,呕吐多次,目前生命体征稳定,尚无明显缺水征象,以下护理诊断比较确切的是　　　　　　　　　　　　　　（　　）

A. 组织灌流量改变　　　　　　　　　B. 营养失调,低于机体需要量

C. 心输出量减少　　　　　　　　　　D. 有体液不足的危险

E. 体液不足

7. 患者,32 岁,上腹部突然剧烈疼痛,迅速遍及全腹。查体:上腹及右下腹均有压痛、反跳痛、腹肌紧张如板,肠鸣音及肝浊音消失,首先考虑为　　　　　　　　（　　）

A. 急性阑尾炎　　　　　B. 急性胰腺炎　　　　　C. 绞窄性肠梗阻

D. 胆囊穿孔、腹膜炎　　E. 胃溃疡穿孔、腹膜炎

8. 患者,男,38 岁,胃溃疡行胃大部毕Ⅱ式切除术后 1 个月,常于进食 10～20min 后,出现上腹饱胀、恶心、心悸、头晕、乏力等,首先考虑给病人　　　　　　　（　　）

A. 禁食水、输液　　　　B. 给予镇静药物　　　　C. 给予胃肠减压术

D. 饮食以流质食物为主　E. 调节饮食及餐后平卧 20～30min

9. 患者,男,60 岁,胃穿孔弥漫性腹膜炎术后 6 天,体温在 39℃ 左右,白细胞增高,下腹部压痛,大便次数增多,有里急后重征象,应考虑并发　　　　　　　　　（　　）

A. 膈下脓肿　　　　　B. 肠间脓肿　　　　　C. 盆腔脓肿

D. 下腹壁脓肿　　　　E. 以上都不是

10. 患者,男,45 岁,既往有胃溃疡病史,上午突然呕血和便血 400ml 以上,入院后其护理措施下列哪项是错误的　　　　　　　　　　　　　　　　　　　　　（　　）

A. 安静卧床,禁食　　　　　　　　　B. 输液输血

C. 输血速度宜快,最好使血压高于正常值　D. 使用止血药物

E. 记录呕血和便血量

11. 患者,男,40 岁,因幽门梗阻行胃大部切除术后 12h,术后最可能出现的并发症是

　　　　　　　　　　　　　　　　　　　　　　　　　　　　　　　（　　）

A. 吻合口出血　　　　B. 吻合口梗阻　　　　C. 空肠远端梗阻

D. 空肠近端梗阻　　　E. 十二指肠残端瘘

12. 一瘢痕性幽门梗阻患者,每天呕吐有酸臭味的宿食,且量大,如择期行胃大部切除术,术前的特殊准备是　　　　　　　　　　　　　　　　　　　　　　　（　　）

A. 心理护理　　　　　B. 皮肤准备　　　　　C. 输液

D. 术前 3 天每晚洗胃　E. 术前晚清洁灌肠

13. 患者,男,毕Ⅱ式胃大部切除术后,出现上腹饱胀,呕吐食物和胆汁,应考虑为（　　）

A. 吻合口梗阻　　　　　　　　　　　B. 空肠输出段梗阻

C. 空肠输入段梗阻　　　　　　　　　D. 十二指肠残端漏

E. 倾倒综合征

14. 男性,54 岁,原有便秘史。10 天前行钡餐上消化道造影检查后无排便,5 天前腹痛、腹胀。灌肠后,由于排便时用力过猛致肛门部剧痛,粪便表面带血迹。以后每次排便时均出现疼痛、出血,应考虑为　　　　　　　　　　　　　　　　　　（　　）

A. 血栓性外痔　　　　B. 内痔　　　　　　　C. 肛门周围脓肿

D. 肛裂　　　　　　　E. 直肠癌

15. 男性,35 岁。肛门疼痛 3 天,肛门缘有肿物突出,无便血。查体:体温 36.5℃,肛门外有直径 0.7cm 的肿物、稍硬,呈紫红色,触痛明显,外表皮肤光滑边界清楚。最可能的诊断是　　　　　　　　　　　　　　　　　　　　　　　　　( )

　　A. 肛门周围脓肿　　　　　B. 肛裂　　　　　　　　C. 直肠息肉

　　D. 血栓性外痔　　　　　　E. 内痔脱出

16. 患者,男,35 岁。左上腹外伤后出现面色苍白、四肢冰冷、血压下降,腹部叩诊有移动性浊音。可能的诊断是　　　　　　　　　　　　　　　　　　　　( )

　　A. 脾破裂　　　　　　　　B. 肝破裂　　　　　　　C. 小肠破裂

　　D. 胃破裂　　　　　　　　E. 结肠破裂

17. 患者,男,36 岁。腹部外伤患者,主诉腹痛,恶心呕吐。体格检查示腹平软,轻压痛,无反跳痛。此时病情观察的重点是　　　　　　　　　　　　　　　　( )

　　A. 生命体征的变化　　　　B. 急性腹膜炎的发生

　　C. 出血　　　　　　　　　D. 瞳孔　　　　　　　　E. 神志

18. 患者,男,56 岁。因腹膜炎行手术治疗,术后 3 天体温 39℃,出现明显膀胱刺激症。可能发生的并发症是　　　　　　　　　　　　　　　　　　　　　( )

　　A. 肠炎　　　　　　　　　B. 盆腔脓肿　　　　　　C. 细菌性痢疾

　　D. 膈下脓肿　　　　　　　E. 肠黏连

19. 患者,女,45 岁。因黏连性肠梗阻腹痛、呕吐 2 天入院,测血钾为 3mmol/L,给予静脉补充钾盐。错误的护理措施是　　　　　　　　　　　　　　　　　( )

　　A. 氯化钾液体的浓度为 10%　　　　　　B. 尿量 20ml/h 开始补钾

　　C. 滴数 60 滴/min　　　　　　　　　　D. 当天补氯化钾 3g

　　E. 禁忌静脉推注

20. 患者,男,59 岁。肠梗阻第 2 天,主诉阵发性腹痛,频繁出现呕吐。体检:唇干、眼窝凹陷,皮肤弹性差,腹略胀,肠鸣音亢进。该患者首要的护理问题是　( )

　　A. 知识缺乏　　　　　　　B. 疼痛　　　　　　　　C. 焦虑

　　D. 有感染的危险　　　　　E. 体液不足

21. 患儿,男,2 岁。因腹痛反复哭闹,伴呕吐,右上腹部触及包块,肛门排出少量血便。可能的诊断是　　　　　　　　　　　　　　　　　　　　　　　( )

　　A. 幽门梗阻　　　　　　　B. 肠扭转　　　　　　　C. 细菌性痢疾

　　D. 阑尾炎　　　　　　　　E. 肠套叠

22. 患者,女,55 岁。被车撞后感腹痛、胸闷。测脉搏 120 次/min,血压 70/50mmHg。面色苍白,四肢出冷汗。全腹压痛、反跳痛及肌紧张,以左上腹为显著。移动性浊音(+),肠鸣音弱。下列处理措施不妥的是　　　　　　　　　　　　　　( )

　　A. 吸氧　　　　　　　　　　　　　　　B. 做腹腔穿刺

　　C. 送患者去放射科检查,进一步明确诊断

　　D. 立即输液配血,送患者去手术室

　　E. 取平卧位

23. 患儿,男,2 岁。因阵发性哭闹伴呕吐 2h 来院急诊。体格检查:腹软,脐右侧可扪及 3cm×3cm×5cm 质韧肿块,肠鸣音亢进。你作为急诊科护士,应通知哪科医师前来

会诊　　　　　　　　　　　　　　　　　　　　　　　　　　　（　　）

 A.儿科　　　　　　　B.内科　　　　　　　C.外科

 D.传染科　　　　　　E.放射科

24.患者,男,25岁,驾驶员。车祸中方向盘撞伤腹部,诉腹痛难忍,伴恶心呕吐。X线腹透见膈下游离气体,拟诊为小肠破裂。下列哪项检查对明确诊断最有意义（　　）

 A.腹膜刺激征　　　　　　　　　B.血白细胞计数增高

 C.高热、寒战　　　　　　　　　D.腹腔穿刺抽出混浊液体

 E.肠鸣音消失

25.患者,男,26岁,工人。在车间被重物撞伤腹部,诉腹痛难忍,伴恶心呕吐。X线腹透见膈下游离气体。适宜采取的体位是　　　　　　　　　　　　（　　）

 A.平卧位　　　　　　B.侧卧位　　　　　　C.俯卧位

 D.头高足高位　　　　E.低半卧位

26.患者,男,58岁。左上腹撞伤伴腹痛4h。伤后曾呕吐1次,为少量胃内容物,无血液。体检:神志清,血压100/76mmHg,脉搏88次/min,上腹部有压痛、反跳痛及肌紧张,移动性浊音(一),腹腔穿刺(一)。腹部平片示:两侧膈下有游离气体。考虑最可能的诊断为　　　　　　　　　　　　　　　　　　　　　（　　）

 A.腹壁挫伤　　　　　　B.脾包膜下血肿　　　C.胰腺损伤

 D.肝破裂　　　　　　　E.腹腔内空腔器官破裂

27.患者,男,45岁。节律性上腹疼痛多年,近3个月伴上腹饱胀感、嗳气、恶心、呕吐,呕吐量大且有腐败酸臭味。最可能的诊断是　　　　　　　　（　　）

 A.晚期胃癌　　　　　　B.低位性肠梗阻　　　C.幽门梗阻

 D.慢性萎缩性胃炎　　　E.慢性胆囊炎

28.患者,男,28岁。溃疡病史多年,午饭后突发上腹部刀割样剧痛,伴有面色苍白、脉搏细速、四肢厥冷等表现,腹肌紧张呈"木板样"强直。最可能的诊断是　　（　　）

 A.胃溃疡急性穿孔　　　　　　　B.十二指肠溃疡急性穿孔

 C.急性出血性坏死性胰腺炎　　　D.急性梗阻性化脓性胆管炎

 E.急性胆囊炎

29.患者,男,48岁。行毕Ⅱ式胃大部切除术后1周。进食20min后出现腹部绞痛、恶心呕吐和腹泻,伴有心悸、出汗、全身无力、面色苍白和头晕。该患者可能发生的并发症是　　　　　　　　　　　　　　　　　　　　　　　　　　　（　　）

 A.低血糖综合征　　　　B.早期倾倒综合征　　C.输入段梗阻

 D.输出段梗阻　　　　　E.吻合口瘘

30.患者,女,36岁。因胃、十二指肠溃疡急性大出血入院治疗。当患者因呕新鲜血而紧张、恐惧时,护士首先应使用　　　　　　　　　　　　　　　（　　）

 A.鼓励性语言　　　　　B.规范性语言　　　　C.安慰性语言

 D.礼貌性语言　　　　　E.教育性语言

31.患者,男,45岁。行毕Ⅱ式胃大部切除术后1周。进食后常出现上腹胀满、呕吐、肠鸣音增加、腹泻,伴有心慌、头痛、乏力、面色苍白,经治疗症状改善。针对该患者进行的饮食指导,正确的是　　　　　　　　　　　　　　　　　　　（　　）

A.餐后平卧　　　　　　　　　　　　B.进食时多饮水

C.高糖、高蛋白质饮食　　　　　　　D.流质饮食

E.增加每餐入量

32.患者,男,45岁。因胃癌入院治疗,入院后患者焦虑不安,食欲下降,睡眠差,常暗自哭泣,担心治疗效果和害怕死亡。目前最主要的护理诊断是　　　　　　　（　　）

A.知识缺乏　　　　B.焦虑、恐惧　　　　C.睡眠形态改变

D.语言沟通障碍　　E.不舒适

33.患者,男,39岁,因胃溃疡急性穿孔入院治疗。在非手术治疗期间最重要的护理措施是　　　　　　　　　　　　　　　　　　　　　　　　　　　　（　　）

A.禁食、胃肠减压　　B.应用抗生素　　　C.静脉输液

D.做好术前准备　　　E.洗胃

34.患者,男,42岁,因瘢痕性幽门梗阻入院治疗。在非手术治疗期间应注意纠正　（　　）

A.呼吸性碱中毒　　　B.呼吸性酸中毒　　C.代谢性酸中毒

D.低钾低氯性碱中毒　E.低镁低钙性碱中毒

35.患者,男,39岁。肛门周围可见1个或数个小口,排出少量血性、脓性或黏液性分泌物。最可能的诊断是　　　　　　　　　　　　　　　　　　　　　　　（　　）

A.肛瘘　　　　　　　B.内痔脱出　　　　C.肛门周围脓肿

D.肛裂　　　　　　　E.血栓性外痔

36.患者,女,49岁。长期便秘,排便时肛门出现烧灼样或刀割样剧烈疼痛,排便过程中滴鲜血。最可能的诊断是　　　　　　　　　　　　　　　　　　　　　（　　）

A.肛瘘　　　　　　　B.肛裂　　　　　　C.内痔脱出

D.肛门周围脓肿　　　E.血栓性外痔

37.患者,女,45岁。肛门不适、潮湿,有时伴局部瘙痒,肛门表面可见红色或暗红色硬结。最可能的诊断是　　　　　　　　　　　　　　　　　　　　　　　（　　）

A.肛门周围脓肿　　　B.肛裂　　　　　　C.外痔

D.内痔　　　　　　　E.肛瘘

38.患者,女,65岁。近3个月出现腹部不适或腹胀感,便秘、腹泻交替出现,明显消瘦,右下腹可触及一2.0cm×3.2cm肿块。最可能的诊断是　　　　　　　　（　　）

A.阑尾周围脓肿　　　B.右侧卵巢囊肿　　C.直肠癌

D.左半结肠癌　　　　E.右半结肠癌

39.患者,男,62岁。近4个月来出现头晕、乏力,反复鲜血便,伴排便不畅2月余,近3日腹胀明显。直肠指诊肠道狭窄,指套带血。肛门镜检可见距肛门9cm处有一菜花样肿物。最可能的诊断是　　　　　　　　　　　　　　　　　　（　　）

A.血栓性外痔　　　　B.内痔　　　　　　C.直肠癌

D.左半结肠癌　　　　E.右半结肠癌

40.患者,女,48岁。肛管直肠手术后出现大便失禁,最可能的原因是　　　　（　　）

A.切断了肛门外括约肌　　　　　　　　B.切断了肛门内括约肌

C.切断了肛管直肠环　　　　　　　　　D.并发肛门切口出血

E.并发肛门周围感染

41. 患者,男,35岁。因腹股沟斜疝行疝囊高位结扎＋疝修补术后,切口压沙袋的主要目的是 （ ）
    A. 预防阴囊血肿　　　　B. 减轻切口疼痛　　　　C. 预防切口感染
    D. 防止切口裂开　　　　E. 减轻腹壁张力

42. 患者,男,37岁,右侧腹股沟斜疝入院。在护士采集病史时,下列除哪项外,均为必须询问的内容 （ ）
    A. 慢性头痛史　　　　　B. 慢性咳嗽史　　　　　C. 慢性便秘史
    D. 排尿困难史　　　　　E. 工作种类

43. 患者,男,40岁。因右腹股沟斜疝行疝囊高位结扎＋疝修补术,术后可开始参加重体力劳动的时间是 （ ）
    A. 半个月　　　　　　　B. 1个月　　　　　　　C. 1个半月
    D. 2个月　　　　　　　E. 3个月

44. 患者,女,60岁。因右侧股疝行疝囊高位结扎＋疝修补术。术后预防便秘的主要目的是 （ ）
    A. 防止肛门疼痛　　　　B. 防止肛门出血　　　　C. 防止伤口出血
    D. 防止疝复发　　　　　E. 防止腹胀

45. 患者,男,40岁。因急性化脓性腹膜炎行腹腔探查术,术后并发切口疝。考虑最主要的原因是 （ ）
    A. 腹部手术切口为纵向切口　　　　　B. 切口过长,缝合不够严密,对合差
    C. 引流物放置过久　　　　　　　　　D. 切口发生感染
    E. 术后腹胀未及时处理

46. 患者,男,56岁。因肝癌行肝叶切除术后出现嗜睡、烦躁不安、黄疸、少尿等表现。考虑可能出现的情况是 （ ）
    A. 胆汁性腹膜炎　　　　B. 膈下脓肿　　　　　　C. 肝性脑病
    D. 内出血　　　　　　　E. 休克

47. 患者,男,40岁,已确诊晚期肝癌。突发右上腹疼痛,面色苍白,大汗。最可能发生的情况是 （ ）
    A. 急性胆囊炎　　　　　B. 心肌梗死　　　　　　C. 肝癌破裂出血
    D. 急性阑尾炎　　　　　E. 十二指肠溃疡穿孔

48. 患者,女,60岁,肝癌术后。为预防术后并发肝性脑病,下列护理措施不妥的是 （ ）
    A. 避免剧烈咳嗽　　　　　　　　　　B. 高蛋白饮食
    C. 使用降血氨药物　　　　　　　　　D. 便秘者口服乳果糖
    E. 禁用肥皂水灌肠

49. 患者,女,67岁。食管胃底曲张静脉破裂出血3天。体格检查:血压83/60mmHg,脾肋下4cm可及。实验室检查:血红蛋白50g/L,血清白蛋白26g/L,总胆红素55μmol/L。B超示中度腹水。首选的治疗方法是 （ ）
    A. 口服去甲肾上腺素　　B. 静脉注射止血药　　　C. 脾-肾静脉分流术
    D. 三腔二囊管压迫止血　E. 贲门周围血管离断术

50. 患者,男,50岁,有肝硬化病史7年。实验室检查:血白细胞、血小板明显低于正常值,白/球蛋白比例倒置。食管钡餐摄片为食管静脉曲张。临床诊断为门静脉高压症。以下针对该患者的护理措施,错误的是　　　　　　　　　　　　　(　　)
   A. 饮食温度不宜过热　　　　　　　　B. 不进粗糙、干硬、带骨、带刺的食物
   C. 避免剧烈咳嗽、用力排便　　　　　D. 改善营养状况
   E. 术前常规插胃管

51. 患者,女性,60岁。近2个月来有上腹部不适,经检查诊断为肝癌,行肝动脉插管化疗,为防止导管堵塞应　　　　　　　　　　　　　　　　　　　　　(　　)
   A. 持续性滴注化疗药　　　　　　　　B. 化疗后给予生理盐水维持
   C. 全身性抗凝　　　　　　　　　　　D. 注药后应用肝素液冲管、肝素帽
   E. 没有必要行特殊处理

52. 患者,男性,65岁。有肝硬变病史20年,近来刷牙时常有出血,2h前突然出现呕血,给予输液、止血药物无效并出现烦躁、血压下降,此时应立即采取的措施为　(　　)
   A. 输血,加快输液　　　　　　　　　B. 给予吸氧,保持呼吸道通畅
   C. 应用三腔管压迫止血　　　　　　　D. 术前准备,急诊行分流术
   E. 术前准备,急诊行断流术

53. 患者,女性,50岁。诊断为肝病变合并门静脉高压,行门-腔分流术,术后1～2天内的体位应为　　　　　　　　　　　　　　　　　　　　　　　　　(　　)
   A. 高半卧位　　　　　　B. 半卧位　　　　　　C. 低半卧位
   D. 平卧位　　　　　　　E. 不受限制

54. 患者,男性,65岁。行脾切除加门腔分流术,其饮食应　　　　　　　　(　　)
   A. 高蛋白,高脂肪,高糖和高纤维素
   B. 高蛋白,低脂肪,高糖和高纤维素
   C. 高蛋白,低脂肪,低糖和高纤维素
   D. 低蛋白,高脂肪,高糖和高纤维素
   E. 低蛋白,低脂肪,高糖和高纤维素

55. 患者,男性,55岁。因肝硬变门静脉高压行脾切除加断流术,术后第10天突然出现剧烈腹痛、腹胀,应首先考虑为　　　　　　　　　　　　　　　(　　)
   A. 黏连性肠梗阻　　　　B. 腹腔感染　　　　　C. 肠系膜血栓形成
   D. 胃肠道穿孔　　　　　E. 肠扭转

56. 患者,男性,49岁。饮酒后突然出现右上腹部剧烈疼痛,无寒战、发热,Murphy征阳性,首先应考虑为　　　　　　　　　　　　　　　　　　　　　(　　)
   A. 急性胰腺炎　　　　　B. 急性胆管炎　　　　C. 急性胆囊炎
   D. 急性上消化道穿孔　　E. 急性胃肠炎

57. 患者,男性,42岁。2天前突然出现右上腹部疼痛,经检查诊断为胆囊结石并急性胆囊炎,给予禁食、抗生素等治疗无缓解,最佳的处理方法应是　　　　(　　)
   A. 加大抗生素的用量　　　　　　　　B. 调整抗生素
   C. 胃肠减压　　　　　　　　　　　　D. 吗啡止痛
   E. 术前准备,行腹腔镜胆囊切除

58. 患者,女性,45岁。原有胆囊结石病史,1天前突然出现腹痛,无发热,缓解疼痛的方法下列哪项不妥　　　　　　　　　　　　　　（　　）

　　A.禁食　　　　　　　　B.给予解痉剂　　　　C.高半卧位

　　D.给予吗啡止痛　　　　E.给予消炎痛栓止痛

59. 患者,女性,52岁。患胆囊结石5年,近来出现右上腹部不适,其饮食应为　（　　）

　　A.高蛋白,高脂肪,高糖和高纤维素

　　B.高蛋白,低脂肪,高糖和高纤维素

　　C.低蛋白,低脂肪,高糖和高纤维素

　　D.低蛋白,高脂肪,高糖和高纤维素

　　E.低蛋白,低脂肪,低糖和高纤维素

60. 患者,男性,20岁。腹泻后突然出现上腹部剧烈钻顶样疼痛、大汗淋漓伴呕吐,持续约5min后症状完全缓解,首先考虑是　　　　　　　　　　　　　（　　）

　　A.胆囊结石　　　　　　B.胆囊炎　　　　　　C.胆管结石

　　D.胆管炎　　　　　　　E.胆道蛔虫

61. 患者,男性,63岁。原有胆囊结石病史,5h前突然出现上腹部绞痛、寒战、高热、黄疸,渐出现嗜睡,应考虑为　　　　　　　　　　　　　　　（　　）

　　A.急性胆囊炎　　　　　B.急性胆管炎　　　　C.急性梗阻性化脓性胆管炎

　　D.坏疽性胆囊炎　　　　E.胆道结石

62. 患者,女性,45岁。经检查诊断为胆总管结石并感染,非手术治疗期间突然出现血压下降、烦躁,此时护士应　　　　　　　　　　　　　　　（　　）

　　A.立即报告医师,抗休克,完善术前准备急诊手术

　　B.立即报告医师,给予升压药、镇静剂

　　C.进一步观察

　　D.给予吸氧等对症处理

　　E.向家属谈明病情,进一步检查

63. 患者,女性,45岁。上腹部剧烈疼痛伴呕吐。查体:体温38℃,上腹部压痛明显伴反跳痛;辅助检查:血淀粉酶明显升高,血钙降低,此时病人营养支持应是　（　　）

　　A.低脂肪、适量蛋白、易消化流质饮食

　　B.低盐、高蛋白、高维生素、适量脂肪饮食

　　C.高糖、高蛋白、高维生素、低脂肪饮食

　　D.高维生素、高营养流质饮食

　　E.胃肠外静脉营养支持

64. 患者,女性,50岁。原有胆道结石病史,5h前饮食后突然出现上腹部剧烈疼痛伴呕吐。查体:体温39℃,血压90/60mmHg,上腹部明显压痛、反跳痛、腹肌紧张,腹穿抽出血性腹水;辅助检查:血、尿淀粉酶明显升高,B超报告胆总管末端结石、胰腺明显肿大。进入病房后护士应　　　　　　　　　　　　　　　（　　）

　　A.立即抗休克抢救,同时行急诊手术准备　B.给予抗生素,降温处理

　　C.仅给予抗休克治疗　　　　　　　　　　D.常规处理

　　E.等待医嘱

65. 患者,女,35岁,因患急性梗阻性化脓性胆管炎入院。入院后应特别重视的护理是
( )

    A. 静脉输液   B. 帮助患者取平卧位

    C. 解释与安慰等心理护理   D. 及时使用抗生素

    E. 急诊手术前准备

66. 患者,女,50岁。自诉右上腹部疼痛,测体温 39℃,巩膜黄染,B 型超声示右胆管结石。为警惕急性重症胆管炎,病情观察中要特别注意
( )

    A. 体温、面色   B. 血压、神志   C. 腹部体征

    D. 恶心、呕吐   E. 血白细胞计数

67. 患者,男,41岁,有吸烟史 20 年。全麻下行腹腔镜胆囊切除术后已拔除气道内插管,患者意识模糊。目前最重要的护理是
( )

    A. 保持气道通畅   B. 约束肢体活动

    C. 防止输液针头脱落   D. 监测生命体征

    E. 保暖

68. 患者,男,43岁。患慢性胆囊炎,护士嘱咐患者应用的饮食是
( )

    A. 低盐   B. 低糖   C. 低脂肪

    D. 低蛋白   E. 低碳水化合物

69. 患者,女,57岁。患胆石症多年,3 天前因腹痛、寒战高热和黄疸,经门诊抗生素、输液治疗无效,今日住院。护理中发现患者神志不清,血压 80/60mmHg,白细胞计数 $12.5×10^9$/L。该患者治疗的关键是
( )

    A. 及时进行手术治疗   B. 快速扩容

    C. 纠正酸中毒   D. 应用大剂量抗生素冲击治疗

    E. 注射维生素 K

70. 患者,男,55岁。饱餐酗酒后 2h 后出现上腹部持续性疼痛并向肩背部放射,伴恶心呕吐,9h 后来院就诊。最有助于明确诊断的检查是
( )

    A. 血常规   B. 腹腔穿刺   C. 血、尿淀粉酶

    D. 胸、腹部 X 线平片   E. 腹部 B 超

71. 患者,女,25岁。暴饮暴食后心窝部突然疼痛,伴恶心呕吐两天,无黄染。体温 38℃,脉搏 88 次/min,血压为 92/70mmHg。左上腹压痛,轻度肌紧张,白细胞 $15×10^9$/L,血淀粉酶 640U/L,尿淀粉酶 2560U/L。下列处理措施正确的是
( )

    A. 半流食,针刺疗法

    B. 半流食,解痉,助消化药

    C. 禁食,解痉止痛,肾上腺皮质激素

    D. 禁食补液,抗生素注射,解痉,镇痛,抑肽酶

    E. 手术疗法

72. 患者,男,48岁。因急性坏死性胰腺炎,手术清除胰腺及周围坏死组织。术后第 10 天适宜的饮食是
( )

    A. 完全胃肠外营养   B. 高糖饮食   C. 普通流食

    D. 半流食   E. 低脂饮食

73. 患者,男,35 岁。暴饮暴食后出现恶心、呕吐,呕吐物为胃内容物,呕吐后腹痛更剧烈,如刀割样,注射阿托品无效。查体:脉搏 130 次/min,血压 82/53mmHg,痛苦面容,腹胀,全腹肌紧张、压痛、反跳痛,以上腹部为主,肠鸣音消失,肝浊音界存在,右下腹穿刺抽出淡红色血性液。实验室检查:白细胞 $1.2×10^9$/L,血清淀粉酶 4100U/L,血钙 1.5mmol/L。首先考虑诊断为　　　　　　　　　　　(　　)
    A. 溃疡病穿孔,弥漫性腹膜炎　　　　　　B. 胆囊穿孔,弥漫性腹膜炎
    C. 急性胃炎　　　　　　　　　　　　　　D. 急性出血坏死性胰腺炎
    E. 急性绞窄性肠梗阻

74. 患者,女,54 岁。胆源性胰腺炎发作数次,对预防其胰腺炎再次发作最有意义的措施是　　　　　　　　　　　　　　　　　　　　　　　　　　　　　　(　　)
    A. 注意饮食卫生　　　B. 服用抗生素　　　C. 经常服用消化酶
    D. 治疗胆道疾病　　　E. 控制血糖

75. 患者,男,50 岁。饱餐后出现上腹部持续性疼痛,并向肩背部放射,伴恶心呕吐,诊断为急性胰腺炎。入院搜集资料时,应格外注意与病情密切相关的是　　(　　)
    A. 父亲因心脏病去世　　　　　　　　　　B. 平时喜欢素食
    C. 25 年来每日饮酒 250ml　　　　　　　D. 不喜欢活动
    E. 有阑尾炎手术史

A3 型题

1. 患者,40 岁,反复右下腹可复性包块 3 年余,影响日常生活,诊断为腹股沟斜疝,前来咨询。
  (1)推荐病人考虑的合适建议是　　　　　　　　　　　　　　　　　(　　)
    A. 疝带压迫治疗　　　B. 择期行疝修补术　　C. 试行手法复位
    D. 紧急手术治疗　　　E. 可行疝囊高位结扎术
  (2)若手术,术前护理中错误的是　　　　　　　　　　　　　　　　(　　)
    A. 术前排空膀胱　　　B. 多卧床休息　　　C. 治疗呼吸道感染
    D. 戒烟　　　　　　　E. 备皮若剃破皮肤,可涂碘伏,不影响手术
  (3)病人术后的健康教育措施正确的是　　　　　　　　　　　　　　(　　)
    A. 术后即可进普食,加强营养
    B. 早期下床活动
    C. 3 个月内避免重体力劳动
    D. 有痰液鼓励用力咳出,保持呼吸道通畅
    E. 积极锻炼身体促进康复

2. 患者,男,46 岁。腹部被车撞伤 5h,腹痛明显,伴面色苍白,四肢厥冷。体检:血压 75/55mmHg,脉率 140 次/min,全腹轻度压痛、反跳痛,伴肌紧张,腹部透视无异常发现。腹腔穿刺抽出不凝血液。
  (1)首先考虑该患者为　　　　　　　　　　　　　　　　　　　　　(　　)
    A. 严重的腹壁软组织挫伤　　　　　　　　B. 腹膜后血肿
    C. 十二指肠破裂　　　　　　　　　　　　D. 肝脾破裂
    E. 空肠破裂

(2)以下护理措施错误的是 （　　）

　　A. 避免活动　　　　　　　　　　B. 观察生命体征变化

　　C. 注意腹部症状、体征变化　　　　D. 输液、给氧

　　E. 给予清淡流质饮食

(3)该患者腹腔穿刺液中血液不凝固的原因是 （　　）

　　A. 凝血因子消耗　　　B. 出血量过大　　　C. 凝血功能障碍

　　D. 腹膜有脱纤维作用　　E. 误穿入血管

3. 患者,男,28岁。暴饮暴食后出现恶心、呕吐,呕吐物为胃内容物,呕吐后腹痛更剧烈。查体:脉搏 130 次/min,血压 82/53mmHg,痛苦面容,全腹肌紧张、压痛、反跳痛,以上腹部为主,肠鸣音消失,肝浊音界存在,右下腹穿刺抽出淡红色血性液。实验室检查:白细胞 12×10^9/L。经初步治疗,病情无好转。

(1)要确定疾病是否为胰腺病变,首先应进行的检查是 （　　）

　　A. 腹部彩超　　　　B. X 线拍片　　　　C. 血、尿淀粉酶

　　D. 尿肌酐　　　　　E. 病毒标志物

(2)若该患者测血清淀粉酶 3800U/L,血钙 1.6mmol/L,诊断应考虑为 （　　）

　　A. 溃疡病穿孔　　　　　　　　　B. 胆囊穿孔

　　C. 急性胃炎　　　　　　　　　　D. 急性出血坏死性胰腺炎

　　E. 急性绞窄性肠梗阻

(3)诊断明确后急诊手术治疗,清除胰腺及周围坏死组织,术后患者痊愈出院。适宜的饮食类型是 （　　）

　　A. 低脂饮食　　　　B. 高糖饮食　　　　C. 普通饮食

　　D. 高蛋白饮食　　　E. 完全胃肠外营养

4. 患者,女,57岁,有门静脉高压症病史 5 年,突然呕血 1300ml。体格检查:皮肤、巩膜无黄染,血压 85/60mmHg。实验室检查:血清清蛋白 38g/L,总胆红素 33μmol/L。B 超示轻度腹水。拟行脾-肾静脉分流术治疗。

(1)门静脉高压症最危急的并发症是 （　　）

　　A. 脾功能亢进　　　B. 腹水　　　　　C. 食管胃底曲张静脉破裂出血

　　D. 肝性脑病　　　　E. 肝功能衰竭

(2)针对该患者术后的护理措施,错误的是 （　　）

　　A. 半卧位　　　　　B. 卧床休息 1 周　　C. 高维生素饮食

　　D. 注意监测血氨浓度　　E. 可用生理盐水灌肠

(3)下列健康教育的内容,不正确的是 （　　）

　　A. 保持心情舒畅　　　B. 进食高蛋白、高热量、高维生素饮食

　　C. 及时治疗咳嗽　　　D. 戒烟、酒　　　E. 注意自身防护

A4 型题

1. 患者,男,36岁。饱食后突感上腹部剧痛,迅即扩展至全腹,伴恶心、呕吐,呕吐后腹痛无减轻,发病 2h 后来院急诊。体检:痛苦貌,血压 85/50mmHg,脉搏 124 次/min,全腹肌紧张,压痛、反跳痛明显,肠鸣音消失。血常规白细胞 16×10^9/L,中性粒细胞比例 0.90。既往身体健康,无消化性溃疡史,有胆石病史。

(1)考虑最可能为　　　　　　　　　　　　　　　　　　　　　　　　（　　）

　　A.急性胰腺炎　　　　　B.急性胆管炎　　　　　C.急性阑尾炎

　　D.十二指肠穿孔　　　　E.急性肠梗阻

(2)为协助明确诊断,首选的检查为　　　　　　　　　　　　　　　　（　　）

　　A.静脉胆道造影　　　　B.腹部 CT 检查　　　　C.血、尿淀粉酶

　　D.腹腔穿刺　　　　　　E.腹部 B 超

(3)该患者致病的主要诱因为　　　　　　　　　　　　　　　　　　　（　　）

　　A.急性外伤　　　　　　B.不洁饮食　　　　　　C.暴饮暴食和胆石症

　　D.胆石症　　　　　　　E.大量酗酒

(4)若诊断明确,最先采取的措施是　　　　　　　　　　　　　　　　（　　）

　　A.禁食、胃肠减压、抗休克同时完善各项术前准备

　　B.密切观察病情变化

　　C.积极抗休克治疗,暂不宜手术

　　D.积极抗感染治疗

　　E.解痉止痛治疗

(5)下列除哪项外,均为该患者目前主要的护理诊断　　　　　　　　　（　　）

　　A.体液过多　　　　　　B.体液不足　　　　　　C.疼痛

　　D.个人应对无效　　　　E.焦虑、恐惧

2.患者,男,65 岁。胃溃疡 10 年余,近 4 个月出现上腹隐痛、嗳气、反酸、食欲减退、乏
力、消瘦、贫血等表现。查体:体温 36.2℃,脉搏 76 次/min,呼吸 20 次/min,血压
105/70mmHg,左锁骨上淋巴结肿大、皮肤黄染、腹水明显、腹部可触及一个约 2cm×
3cm×2.5cm 大小的肿块,质硬、边缘不规则。X 线钡餐检查提示胃壁内有龛影。

(1)该患者最可能诊断是　　　　　　　　　　　　　　　　　　　　　（　　）

　　A.隆起型胃癌　　　　　B.浅表型胃癌　　　　　C.溃疡型胃癌

　　D.结节型胃癌　　　　　E.浸润型胃癌

(2)该病的好发部位是　　　　　　　　　　　　　　　　　　　　　　（　　）

　　A.贲门部　　　　　　　B.幽门部　　　　　　　C.胃体部

　　D.胃窦部　　　　　　　E.胃小弯

(3)该病首选的治疗方法是　　　　　　　　　　　　　　　　　　　　（　　）

　　A.手术治疗　　　　　　B.化疗　　　　　　　　C.放疗

　　D.局部介入治疗　　　　E.中医中药治疗

(4)若术后第 1 日发现胃管引流出 150ml 暗红胃液,不正确的处理措施是　（　　）

　　A.严密观察病情变化　　B.紧急手术　　　　　　C.适量应用止血药物

　　D.安慰患者　　　　　　E.静脉输液

3.患者,男,62 岁。右下腹隐痛不适 4 个月,时有包块隆起,腹泻、便秘交替出现。近来
食欲下降,睡眠差,明显消瘦、乏力。体格检查:贫血貌,体温 37.5℃,脉搏 90 次/
min,呼吸 20 次/min,血压 105/70mmHg。右下腹可见肠型及蠕动波,可触及约 3cm
×4cm 一肿物。实验室检查:Hb76g/L,大便潜血试验阳性。钡剂灌肠升结肠部可
见 3.0cm×4.2cm 的充盈缺损。入院后,患者焦虑不安,情绪不佳,食欲下降,睡眠

差,常暗自哭泣,担心治疗效果和害怕死亡。

(1)采集病史时应特别注意询问　　　　　　　　　　　　　　　　　　　(　　)

  A. 近期服药史如止痛药、抗生素等　　　B. 高血压、糖尿病等病史

  C. 排便习惯和粪便性状改变　　　　　　D. 饮酒史、手术史等

  E. 近期实验室检查情况

(2)对确诊最有价值的辅助检查是　　　　　　　　　　　　　　　　　　(　　)

  A. 内镜检查　　　　　B. CT 检查　　　　　C. X 线钡剂灌肠

  D. MRI　　　　　　　E. 核素扫描

(3)患者目前最主要的护理诊断是　　　　　　　　　　　　　　　　　　(　　)

  A. 睡眠形态改变　　　B. 知识缺乏　　　　　C. 不舒适

  D. 焦虑/恐惧　　　　 E. 自理能力下降

(4)经内镜检查确诊为结肠癌,治疗拟选择结肠癌根治术。护士应向患者解释,术前
进行肠道准备的主要目的是　　　　　　　　　　　　　　　　　　　　(　　)

  A. 缩短住院时间　　　　　　　　　　　B. 预防吻合口瘘

  C. 预防术后切口感染　　　　　　　　　D. 防止腹腔继发感染

  E. 防止术后便秘

(5)为预防术后并发肝性脑病,可采取的有效措施是　　　　　　　　　　(　　)

  A. 体温升高时给予氨基比林降温

  B. 睡眠差时给予镇静药

  C. 大便干结时给予肥皂水灌肠

  D. 给予高蛋白、高脂肪、富含纤维素饮食

  E. 口服抗生素,抑制肠道细菌

4.患者,男,49 岁。暴饮暴食后出现上腹阵发性疼痛,并伴有腹胀,恶心呕吐,呕吐物为
宿食,停止肛门排气。患者半年前曾作阑尾切除术。体检:腹胀,见肠型,腹软,轻度
压痛,肠鸣音亢进。

(1)下列检查最有意义的是　　　　　　　　　　　　　　　　　　　　　(　　)

  A. 腹部 CT　　　　　B. 腹部穿刺　　　　　C. 钡剂灌肠

  D. 腹部 X 线平片　　 E. 纤维结肠镜检查

(2)经检查诊断为肠梗阻,最可能的原因为　　　　　　　　　　　　　　(　　)

  A. 肠黏连　　　　　　B. 肿瘤　　　　　　　C. 粪块堵塞

  D. 肠扭转　　　　　　E. 肠麻痹

(3)根据患者目前病情,其肠梗阻的类型不可能是　　　　　　　　　　　(　　)

  A. 急性肠梗阻　　　　B. 完全性肠梗阻　　　C. 绞窄性肠梗阻

  D. 单纯性肠梗阻　　　E. 机械性肠梗阻

(4)下列护理措施错误的是　　　　　　　　　　　　　　　　　　　　　(　　)

  A. 取半卧位　　　　　B. 胃肠减压　　　　　C. 禁饮食

  D. 可给吗啡止痛　　　E. 防治感染和中毒

5.患者,男,51 岁。餐后 1h 被马踢伤中上腹后,突感上腹部剧烈疼痛呈持续性刀割样,
短时间内腹痛逐渐扩至全腹,左上腹明显压痛、反跳痛、肌紧张,X 线检查示膈下有游

离气体。

(1)应首先考虑 （ ）

    A.胃穿孔   B.肾破裂   C.脾破裂

    D.结肠破裂   E.肝破裂

(2)为进一步明确诊断,宜选以下何种辅助检查 （ ）

    A.B超   B.实验室检查   C.腹腔穿刺

    D.MRI检查   E.CT检查

(3)该患者目前最主要的护理诊断为 （ ）

    A.体液不足   B.焦虑   C.体液过多

    D.疼痛   E.躯体移动障碍

(4)为缓解腹痛,首选的体位是 （ ）

    A.平卧位   B.仰卧屈膝位   C.头高脚底位

    D.头低脚高位   E.半卧位

(5)为尽快减少消化液的刺激,首选的护理措施应为 （ ）

    A.禁食和胃肠减压   B.避免随意搬动患者

    C.禁灌肠   D.慎用止痛剂   E.取仰卧屈膝位

6.女性,28岁,教师,婚后半年,有大便次数增多、肛门坠胀感、黏液血便病史2年,曾以"痔"治疗,效果欠佳。近3月上述症状加重而到医院就诊。体检:心肺正常,腹软,腹部无阳性体征。直肠指诊:距肛缘3.4cm触及一环形肿物,质硬,活动度差,退指后指套有血迹。活组织检查示"直肠低分化腺癌"。

(1)应选择何种手术方式? （ ）

    A.Hartmann式手术   B.Dixon式手术   C.姑息性手术

    D.高位结扎术   E.Mile式手术

(2)术前重点需要做好哪项准备? （ ）

    A.备皮   B.输血   C.肠道准备

    D.全身应用抗生素   E.胃肠减压

(3)病人术前补充维生素K的主要原因是 （ ）

    A.凝血酶原减少   B.血小板减少   C.血红蛋白量减少

    D.体内维生素总量减少   E.肠道菌群被抑制而影响维生素K的吸收

(4)手术后进行人工肛门护理,哪项错误? （ ）

    A.注意观察造口血供情况   B.防止粪便污染切口

    C.注意保护造口周围皮肤   D.定时扩肛

    E.坚持长期使用通便药

（二）名词解释

1.腹膜刺激征   2.腹外疝   3.嵌顿性疝

4.机械性肠梗阻   5.绞窄性肠梗阻   6.早期胃癌

7.进展期胃癌   8.人工肛门   9.肛裂

10.痔   11.门静脉高压症   12.Charcot"三联征"

13.Mirizzi综合征

第六章　泌尿、男性生殖系统疾病患者的护理

（一）选择题

A1 型题

1. 下列属于尿液异常的是　　　　　　　　　　　　　　　　　　　　　　　（　　）
   A. 尿频　　　　　　　　B. 尿急　　　　　　　　C. 尿痛
   D. 尿失禁　　　　　　　E. 脓尿

2. 下列除哪项外均可引起排尿困难　　　　　　　　　　　　　　　　　　　（　　）
   A. 尿道狭窄　　　　　　B. 膀胱阴道瘘　　　　　C. 尿道结石
   D. 前列腺肥大　　　　　E. 婴幼儿包茎

3. 两次尿道扩张的间隔时间最少应为　　　　　　　　　　　　　　　　　　（　　）
   A. 1 天　　　　　　　　B. 3 天　　　　　　　　C. 7 天
   D. 10 天　　　　　　　 E. 14 天

4. 肾损伤最严重的病理类型是　　　　　　　　　　　　　　　　　　　　　（　　）
   A. 肾挫伤　　　　　　　B. 表浅肾皮质裂伤　　　C. 肾实质深度裂伤
   D. 肾全层裂伤　　　　　E. 肾蒂损伤

5. 肾损伤患者在非手术治疗期间应主要动态观察的内容是　　　　　　　　　（　　）
   A. 疼痛　　　　　　　　B. 体温　　　　　　　　C. 白细胞计数
   D. 呼吸　　　　　　　　E. 血尿

6. 判断膀胱是否破裂最简单的检查方法是　　　　　　　　　　　　　　　　（　　）
   A. 耻骨上膀胱穿刺　　　B. 膀胱镜检查　　　　　C. 膀胱造影
   D. 导尿试验　　　　　　E. 腹腔穿刺

7. 骨盆骨折并发后尿道断裂时,尿外渗的范围为　　　　　　　　　　　　　（　　）
   A. 会阴部皮下　　　　　B. 下腹部皮下　　　　　C. 阴囊
   D. 耻骨后间隙　　　　　E. 腹腔

8. 肾损伤非手术疗法护理中,下列哪项是错误的　　　　　　　　　　　　　（　　）
   A. 输血补液　　　　　　B. 给止血剂　　　　　　C. 使用抗生素
   D. 观察血尿变化　　　　E. 早期离床活动

9. 输尿管结石绞痛发作时对症处理措施是　　　　　　　　　　　　　　　　（　　）
   A. 大量饮水　　　　　　B. 应用抗生素　　　　　C. 解痉止痛
   D. 做跳跃运动　　　　　E. 准备手术治疗

10. 肾及输尿管结石主要的临床表现是　　　　　　　　　　　　　　　　　（　　）
    A. 肾绞痛＋镜下血尿　　B. 无痛性血尿
    C. 膀胱刺激症　　　　　D. 排尿困难　　　　　　E. 尿失禁

11. 膀胱结石的典型症状是　　　　　　　　　　　　　　　　　　　　　　（　　）
    A. 肉眼血尿　　　　　　B. 腹部绞痛　　　　　　C. 排尿中断
    D. 恶心呕吐　　　　　　E. 会阴部下坠感

12. 肾结核的典型症状是　　　　　　　　　　　　　　　　　　　　　（　　）

　　A. 膀胱刺激症状　　　　　　B. 肾绞痛　　　　　　C. 排尿困难

　　D. 腰部肿块　　　　　　　　E. 尿失禁

13. 老年患者最常见的泌尿系梗阻的原因是　　　　　　　　　　　　　（　　）

　　A. 膀胱肿瘤　　　　　　　　B. 前列腺肿瘤　　　　C. 良性前列腺增生

　　D. 输尿管结石　　　　　　　E. 先天性疾病

14. 良性前列腺增生最常见的早期症状是　　　　　　　　　　　　　　（　　）

　　A. 尿潴留　　　　　　　　　B. 排尿费力　　　　　C. 尿频

　　D. 膀胱刺激症状　　　　　　E. 尿失禁

15. 急性尿潴留最常用的处理措施是　　　　　　　　　　　　　　　　（　　）

　　A. 针灸　　　　　　　　　　B. 手掌压迫下腹部　　C. 导尿

　　D. 耻骨上膀胱穿刺　　　　　E. 耻骨上膀胱造瘘

16. 膀胱肿瘤最常见的临床表现　　　　　　　　　　　　　　　　　　（　　）

　　A. 无痛性血尿　　　　　　　B. 膀胱区肿物　　　　C. 膀胱区疼痛

　　D. 尿路刺激征　　　　　　　E. 排尿困难

17. 中老年男性出现无痛性肉眼血尿,应首先考虑　　　　　　　　　　（　　）

　　A. 肾结核　　　　　　　　　B. 前列腺炎　　　　　C. 泌尿系结石

　　D. 泌尿系肿瘤　　　　　　　E. 膀胱炎

18. 前列腺增生的早期症状是下列哪项　　　　　　　　　　　　　　　（　　）

　　A. 排尿困难　　　　　　　　B. 尿频　　　　　　　C. 进行性排尿困难

　　D. 尿后滴沥　　　　　　　　E. 血尿

19. 前列腺切除术后护理的重点是　　　　　　　　　　　　　　　　　（　　）

　　A. 做好病人心理护理　　　　　　　　B. 遵医嘱使用抗生素防治感染

　　C. 进行性排尿困难　　　　　　　　　D. 止痛

　　E. 防止血尿

A2 型题

1. 一先生,62 岁,先是夜间尿频,后逐步排尿时间延长,尿不净,今下午排不出尿,小腹
　胀痛来院就诊。护士首先应如何处理　　　　　　　　　　　　　　（　　）

　　A. 穿刺抽尿　　　　　　　　　　　　B. 膀胱造瘘

　　C. 导尿并留置导尿管　　　　　　　　D. 压腹部排尿

　　E. 急诊做前列腺摘除术

2. 患儿,男,5 岁。排尿时突然尿流中断并感疼痛,大哭,变换体位后疼痛缓解,并可继
　续排尿。最可能的诊断是　　　　　　　　　　　　　　　　　　　（　　）

　　A. 尿道狭窄　　　　　　　　B. 急性膀胱炎　　　　C. 膀胱结核

　　D. 膀胱结石　　　　　　　　E. 输尿管结石

3. 患者,男,67 岁。有良性前列腺增生病史 10 年。近日排尿困难加重,出现慢性尿潴
　留,常不能控制排尿而尿湿衣裤。患者的尿失禁类型是　　　　　　（　　）

　　A. 真性尿失禁　　　　　　　B. 充溢性尿失禁　　　C. 压力性尿失禁

　　D. 急迫性尿失禁　　　　　　E. 神经性尿失禁

4. 患者,女,35 岁。突发腰部绞痛,自诉疼痛剧烈难忍,伴大汗、恶心呕吐,疼痛为阵发性,每次持续时间约数分钟,并向下腹及会阴部放射。考虑此疼痛为 （ ）

    A. 胆绞痛   B. 肾绞痛   C. 肠绞痛

    D. 膀胱痛   E. 膀胱刺激症

5. 患者,男,56 岁。因近 2 个月出现不明原因的无痛性肉眼血尿前来就诊。为确定血尿的来源及病变部位,应选择的检查是 （ ）

    A. 尿常规   B. 尿脱落细胞检查   C. 尿三杯试验

    D. 尿培养   E. 尿肿瘤抗原测定

6. 患者,女,27 岁。右腰部撞伤半小时急诊入院。体检发现右腰部肿胀,有瘀斑,压痛明显。伤后小便一次,为淡红色血尿。初步诊断为右肾挫伤。为明确诊断,护理评估时应重点收集的资料是 （ ）

    A. 受伤史   B. 个人史   C. 家族史

    D. 既往史   E. 过敏史

7. 患者,男,34 岁。因腰部受重物撞击而致肾部分裂伤,暂给予非手术治疗。下列护理措施不正确的是 （ ）

    A. 密切观察生命体征及血尿变化   B. 鼓励及早下床活动

    C. 遵医嘱应用抗生素   D. 止痛、镇静

    E. 做好必要的术前准备

8. 患者,女,35 岁。因外伤致肾损伤收治入院。非手术治疗期间应特别引起护士注意的情况是 （ ）

    A. 血尿颜色变浅   B. 疼痛减轻   C. 血压平稳

    D. 腰围增大   E. 体温稍高

9. 患者,男,18 岁。体育课翻越栏杆时不慎骑跨于栏杆上,自诉当时即感会阴部剧痛,排尿困难,并出现尿道口滴血。考虑损伤的部位为 （ ）

    A. 肾   B. 膀胱   C. 尿道球部

    D. 尿道膜部   E. 尿道球膜交界处

10. 患者,男,30 岁。因不慎从约 4 米高处坠落,伤及左腰肋部急诊入院。体检:脉搏 120 次/min,血压 80/50mmHg,呼吸急促,面色苍白。左腹略膨隆,轻度压痛及肌紧张,无反跳痛。B 超示:左肾轮廓不清,肾周中度积液。血常规示血红蛋白 82g/L。该患者目前最主要的护理诊断是 （ ）

    A. 疼痛   B. 焦虑、恐惧   C. 知识缺乏

    D. 组织灌注不足   E. 潜在并发症:感染

11. 患者,男,35 岁。因骨盆骨折引起尿道膜部裂伤,早期行尿道会师复位术后恢复良好,现准备出院。其出院前的健康教育应特别强调的是 （ ）

    A. 劳逸结合   B. 饮食清淡   C. 生活规律

    D. 定期尿道扩张   E. 大量饮水

12. 患者,女,47 岁。因巨大肾结石行体外冲击波碎石治疗。其术后的护理措施不正确的是 （ ）

    A. 鼓励多饮水   B. 无恶心、呕吐等反应即正常进食

C.适当活动　　　　　　　　　　　　　D.取健侧卧位

E.观察排尿及排石情况

13.患者,女,42岁。因反复发作与活动有关的腰痛及血尿入院。自诉有痛风病史和高尿酸血症,经 B 超诊断为肾结石并行手术治疗。为预防结石复发,可指导该患者服用的药物是　　　　　　　　　　　　　　　　　　　　　　　　　　　（　　）

A.维生素 B6　　　　　　　B.氧化镁　　　　　　　C.枸橼酸合剂

D.氯化铵　　　　　　　　E.钙剂

14.患者,女,32岁。因反复发作肾绞痛就诊,经 X 线检查后诊断为右肾结石,行右肾切开取石、肾盂造瘘术。术后有关肾盂造瘘的护理不正确的是　　　　　（　　）

A.集尿袋的位置低于尿路引流部位　　　　B.不作常规冲洗

C.造瘘管留置 12 天以上　　　　　　　　D.拔管前试夹管 2～3 天

E.拔管后嘱患者取患侧卧位

15.患者,男,38岁。因反复尿频、尿急、尿痛半年就诊。尿液检查示尿呈酸性,尿中可见大量红、白细胞,普通尿培养为阴性。首先考虑其诊断为　　　　　（　　）

A.泌尿系统感染　　　　　　　　　　　B.泌尿系统结石

C.泌尿系统结核　　　　　　　　　　　D.泌尿系统肿瘤

E.泌尿系统异物

16.患者,男,32岁。因左肾结核、左肾无功能拟行左肾切除手术。术前抗结核药物治疗的时间至少应为　　　　　　　　　　　　　　　　　　　　　　（　　）

A.3 天　　　　　　　　　　B.5 天　　　　　　　　　C.7 天

D.14 天　　　　　　　　　E.21 天

17.患者,男,42岁。因左肾结核、左肾无功能行左肾切除手术后 2 周,准备出院。对该患者的健康教育应特别强调的是　　　　　　　　　　　　　　　　　（　　）

A.抗结核药物治疗的长期性和重要性　　　B.注意休息

C.加强营养　　　　　　　　D.适量活动　　　　　　　E.避免劳累

18.患者,男,72岁。因进行性排尿困难 10 年来院就诊。直肠指诊发现前列腺体积明显增大,质稍硬并可触及硬结。为排除合并前列腺癌的可能性,应考虑做的检查是

（　　）

A.尿常规检查　　　　　　　B.B 超检查　　　　　　　C.尿动力学检查

D.尿细胞学检查　　　　　　E.血清前列腺特异抗原(PSA)测定

19.患者,男,68岁。良性前列腺增生行 TURP 术后第 4 天出现便秘。不正确的处理措施是　　　　　　　　　　　　　　　　　　　　　　　　　　　　　（　　）

A.多饮水　　　　　　　　　B.多食蔬菜　　　　　　　C.腹部按摩

D.口服缓泻剂　　　　　　　E.肥皂水灌肠

20.患者,女,56岁。因右肾癌行右肾部分切除术后。下列护理措施不正确的是（　　）

A.密切病情观察　　　　　　　　　　　B.鼓励早期活动

C.加强营养支持　　　　　　　　　　　D.做好引流管的护理

E.加强心理护理

A3 型题

1. 患者,女,47 岁。因巨大肾结石行体外冲击波碎石治疗(ESWL)。术后对该患者排出的结石进行分析,结果为草酸盐结石。

  (1)ESWL 术前指导应特别强调的是　　　　　　　　　　　　　　　　　(　　)

    A. 治疗的安全性　　　　　　　　　　　B. 治疗的有效性

    C. 术前 3 日禁食易产气食物　　　　　　D. 术晨禁食

    E. 术中不以随意移动体位

  (2)两次 ESWL 的间隔时间至少应为　　　　　　　　　　　　　　　　(　　)

    A. 3 天　　　　　　　　B. 5 天　　　　　　　　C. 7 天

    D. 10 天　　　　　　　E. 14 天

  (3)对该患者出院前的健康宣教,错误的是　　　　　　　　　　　　　(　　)

    A. 大量饮水

    B. 多食菠菜、番茄等含维生素丰富的蔬菜

    C. 口服维生素 B6

    D. 适量活动

    E. 定期复诊

2. 患者,男,65 岁,教师。因出现间歇性、无痛性肉眼血尿 3 周来院就诊。自诉平素体健,吸烟 40 余年,每日 20~30 支。全身体检无异常。

  (1)首先考虑的诊断为　　　　　　　　　　　　　　　　　　　　　(　　)

    A. 膀胱炎　　　　　　　B. 膀胱结石　　　　　　C. 肾癌

    D. 膀胱癌　　　　　　　E. 前列腺癌

  (2)为明确诊断,可考虑进行的检查是　　　　　　　　　　　　　　(　　)

    A. B 超　　　　　　　　B. 尿三杯试验　　　　　C. CT

    D. PSA 测定　　　　　　E. 膀胱镜检查

  (3)与该患者较为密切的致病因素为　　　　　　　　　　　　　　(　　)

    A. 职业　　　　　　　　B. 吸烟　　　　　　　　C. 慢性感染

    D. 饮食习惯　　　　　　E. 性格

3. 患者,男,69 岁。因出现排尿困难、膀胱刺激症状 1 个月就诊。直肠指诊:前列腺体积增大,质硬,表面不光滑。B 超:前列腺增大,内有不均匀回声光团。血清 PSA:28ng/ml。

  (1)考虑该患者最可能的诊断是　　　　　　　　　　　　　　　　(　　)

    A. 良性前列腺增生症　　B. 前列腺炎　　　　　　C. 前列腺炎癌

    D. 膀胱癌　　　　　　　E. 膀胱结石

  (2)为明确诊断,可采取的检查是　　　　　　　　　　　　　　　(　　)

    A. 膀胱镜检查　　　　　B. CT　　　　　　　　　C. MRI

    D. 尿脱落细胞检查　　　E. 前列腺穿刺活检

  (3)此患者出院后复查,最重要的检查是　　　　　　　　　　　　(　　)

    A. 血常规　　　　　　　B. B 超　　　　　　　　C. CT

    D. MRI　　　　　　　　E. 血清 PSA

A4 型题

1.患者,男,68 岁。近 5 年来出现进行性排尿困难、夜尿增多,直肠指诊发现前列腺明显肿大,质软,表面光滑。

(1)考虑其最可能诊断为　　　　　　　　　　　　　　　　　　　　　　　　(　　)

    A.良性前列腺增生　　　B.前列腺癌　　　　　C.膀胱癌

    D.膀胱结石　　　　　　E.尿道狭窄

(2)该患者行 TURP 术后第一天,宜采取的体位是　　　　　　　　　　　　(　　)

    A.平卧位　　　　　　　B.低半坐卧位　　　　C.高半坐卧位

    D.截石位　　　　　　　E.俯卧位

(3)患者术后需进行持续膀胱冲洗,其护理措施不正确的是　　　　　　　　(　　)

    A.膀胱冲洗持续 3～7 天　　　　　　B.选用生理盐水为冲洗液

    C.冲洗液的温度为 35～37℃　　　　 D.尿色深则放慢冲洗速度

    E.血块阻塞时采取高压冲洗

(4)若冲洗过程中患者出现烦躁、恶心、呕吐、抽搐、昏迷等表现,考虑可能出现的并发症是　　　　　　　　　　　　　　　　　　　　　　　　　　　　　　(　　)

    A.稀释性低钠血症　　　B.失血性休克　　　　C.高血钾

    D.继发感染　　　　　　E.膀胱痉挛

(5)对该患者的出院指导不正确的是　　　　　　　　　　　　　　　　　　(　　)

    A.预防便秘　　　　　　B.戒烟酒　　　　　　C.控制饮水

    D.进行肛提肌训练　　　E.定期复查

(二) 名词解释

1.膀胱刺激征　　　　　　2.尿潴留　　　　　　3.尿失禁

4.血尿　　　　　　　　　5.脓尿　　　　　　　6.乳糜尿

第七章　骨与关节疾病患者的护理

(一) 选择题

A1 型题

1.长时间走路或跑步后造成的左足第 2、3、4 跖骨骨折,称为　　　　　　　(　　)

    A.病理性骨折　　　　　B.积累劳损　　　　　C.裂缝骨折

    D.青枝骨折　　　　　　E.嵌插骨折

2.以下属于不完全骨折的是　　　　　　　　　　　　　　　　　　　　　　(　　)

    A.斜行骨折　　　　　　B.青枝骨折　　　　　C.嵌插骨折

    D.螺旋性骨折　　　　　E.骨骺分离

3.患者骨折后第 1 天,测体温 37.9℃。其最常见的原因是　　　　　　　　(　　)

    A.骨折内出血、血肿吸收　B.伤口感染　　　　　C.剧烈疼痛

    D.神经损伤　　　　　　E.软组织损伤

4. 下列除哪项外,均为骨折后并发脂肪栓塞综合征的临床表现 （　　）
　　A. 进行性呼吸困难　　　　　B. 呼吸窘迫　　　　　C. 心率增快
　　D. 疼痛进行性加重　　　　　E. 意识障碍

5. 四肢骨折患者的护理措施不妥的是 （　　）
　　A. 促进神经循环功能的恢复　　　　　B. 减轻疼痛
　　C. 预防感染的发生　　　　　D. 合理饮食
　　E. 严格卧床 3 个月后开始功能锻炼

6. 下列关于骨折临床愈合标准的叙述,不正确的是 （　　）
　　A. 局部无压痛及纵轴叩击痛
　　B. 局部无反常活动
　　C. 连续观察两周骨折处不变形
　　D. 在解除外固定情况下,上肢能平举 2kg 重物达 2min
　　E. 在解除外固定情况下,下肢能去拐平地行走 3min,并不少于 30 步

7. 下列关于石膏绷带用途的叙述,错误的是 （　　）
　　A. 用于骨折整复后的固定　　　　　B. 用于矫形手术后的固定
　　C. 用于急慢性骨与关节炎症的局部制动　　　　　D. 用于关节脱位复位后的固定
　　E. 便于患肢伤口换药

8. 长时间进行石膏固定,最易导致的并发症是 （　　）
　　A. 关节僵硬　　　　　B. 创伤性关节炎　　　　　C. 缺血性肌挛缩
　　D. 骨化性肌炎　　　　　E. 骨折延迟愈合

9. 皮肤牵引重量最大不超过 （　　）
　　A. 8kg　　　　　B. 10kg　　　　　C. 5kg
　　D. 3kg　　　　　E. 12kg

10. 下列牵引方式中,牵引力量大且持续时间长的是 （　　）
　　A. 手法牵引　　　　　B. 皮肤牵引　　　　　C. 骨牵引
　　D. 枕颌带牵引　　　　　E. 骨盆悬吊牵引

11. 下列关于骨折后功能锻炼的叙述,错误的是 （　　）
　　A. 锻炼贯穿骨折愈合的全过程　　　　　B. 范围由小到大
　　C. 包括固定范围内的肌肉收缩　　　　　D. 包括被动活动和主动活动
　　E. 所有关节应禁止活动

12. 膝部手术后肢体的摆放,正确的是 （　　）
　　A. 膝关节屈曲 30°　　　　　B. 抬高患肢　　　　　C. 膝关节屈曲 90°
　　D. 膝关节屈曲 15°　　　　　E. 膝关节外展中立或内旋

13. 前臂缺血性肌挛缩造成的畸形是 （　　）
　　A. "餐叉"样畸形　　　　　B. 爪形手畸形　　　　　C. 猿手畸形
　　D. 垂腕畸形　　　　　E. "枪刺刀"畸形

14. 患者摔伤后左侧手腕部剧痛,疑为桡骨下端伸直型骨折。其确诊的依据是 （　　）
　　A. 腕部肿胀　　　　　B. 手指伸屈运动障碍　　　C. 桡骨下端压痛
　　D. 腕部瘀斑　　　　　E. 餐叉样畸形

15.老年股骨颈骨折患者最容易出现的并发症是　　　　　　　　　　　（　　）

A.骨折畸形愈合　　　　　B.关节僵硬　　　　　　　C.股骨头缺血性坏死

D.骨化性肌炎　　　　　　E.骨质疏松

16.2岁小儿摔伤后致股骨干上 1/3 骨折,其最佳的治疗方法是　　　（　　）

A.水平位皮牵引　　　　　B.垂直悬吊皮肤牵引　　C.股骨髁上骨牵引

D.胫骨结节骨牵引　　　　E.切开复位内固定

17.不属于骨盆骨折常见并发症的是　　　　　　　　　　　　　　　　（　　）

A.腹膜后血肿　　　　　　B.腹腔内脏损伤　　　　　C.膀胱及后尿道损伤

D.直肠损伤　　　　　　　E.子宫损伤

18.肘关节后脱位的特征性表现是　　　　　　　　　　　　　　　　　（　　）

A.活动障碍　　　　　　　B.疼痛　　　　　　　　　C.尺神经麻痹

D.肿胀及淤血　　　　　　E.肘后三点关系失常

19.能确诊为关节脱位的临床表现是　　　　　　　　　　　　　　　　（　　）

A.关节疼痛　　　　　　　B.骨擦音或骨擦感　　　　C.反常活动

D.“方肩”畸形　　　　　　E.关节功能丧失

20.不属于颈椎病分型的是　　　　　　　　　　　　　　　　　　　　（　　）

A.神经根型颈椎病　　　　B.脊髓型颈椎病　　　　　C.椎动脉型颈椎病

D.交感神经型颈椎病　　　E.神经型颈椎病

21.腰椎间盘突出症最主要的病因是　　　　　　　　　　　　　　　　（　　）

A.骨质疏松　　　　　　　B.腰部外伤　　　　　　　C.腰椎间盘退行性变

D.慢性劳损　　　　　　　E.腰椎管狭窄

22.急性血源性骨髓炎早期病理改变是　　　　　　　　　　　　　　　（　　）

A.形成窦道　　　　　　　B.形成死腔　　　　　　　C.骨膜炎性充血

D.骨质破坏和坏死　　　　E.新生骨形成

23.骨牵引护理错误的是　　　　　　　　　　　　　　　　　　　　　（　　）

A.每天用 75% 乙醇滴针孔 1～2 次　　　　B.避免牵引针左右移动

C.定时测量肢体长度　　　　　　　　　　　D.除去针孔的血痂

E.取适当牵引重量

24.哪项不是骨折的专有体征　　　　　　　　　　　　　　　　　　　（　　）

A.创伤处畸形　　　　　　B.假关节活动　　　　　　C.功能障碍

D.骨擦音　　　　　　　　E.骨擦感

25.对成人股骨干骨折牵引时正确的护理是　　　　　　　　　　　　　（　　）

A.保持床尾抬高　　　　　　　　　　　　　B.保持床尾低位

C.保持床位平置　　　　　　　　　　　　　D.应以皮牵引为好

E.不可变换体位

26.骨折后期并发关节僵硬的主要因素是　　　　　　　　　　　　　　（　　）

A.营养不良　　　　　　　　　　　　　　　B.老龄人

C.缺少功能锻炼　　　　　　　　　　　　　D.肌萎缩

E.神经损伤

27. 关节脱位的特征表现是　　　　　　　　　　　　　　　　　　　　（　　）

　　A. 疼痛　　　　　　　　　B. 肿胀　　　　　　　　C. 淤血

　　D. 弹性固定　　　　　　　E. 活动受限

28. 急性血源骨髓炎最早病灶部位多在　　　　　　　　　　　　　　　（　　）

　　A. 干骺端　　　　　　　　B. 骨骺端　　　　　　　C. 骨髓腔

　　D. 骨皮质　　　　　　　　E. 骨膜下

29. 急性血源性骨髓炎护理中不妥的是　　　　　　　　　　　　　　　（　　）

　　A. 患肢必须固定　　　　　　　　　　B. 物理降温、预防惊厥

　　C. 高蛋白、高糖、高维生素饮食　　　　D. 体温正常后,还继续用抗生素

　　E. 体温正常后可下床活动

A2 型题

1. 患者,女,44 岁。右前臂骨折经手法复位、石膏固定后,应重点观察的是（　　）

　　A. 石膏的松紧度　　　　　　　　　　B. 患肢的位置

　　C. 患肢远端的血运、感觉和运动状况　　D. 患者的营养状况

　　E. 患者的心理反应

2. 患者,女,35 岁。前臂骨折后行石膏绷带包扎后 1h,自觉手指剧痛,护士检查见其手指发凉、发绀、不能自主活动。首先考虑　　　　　　　　　　　　（　　）

　　A. 室内温度过低　　　　B. 石膏绷带包扎过紧　　C. 神经损伤

　　D. 体位不当　　　　　　E. 静脉损伤

3. 患儿,男,2 岁。走路时不慎跌倒,左肘关节着地。查体:左肘部肿胀、压痛,半屈位畸形,手法复位满意后行外固定,1h 后出现手部皮肤苍白,发麻发凉。若不及时处理,则最可能出现的并发症是　　　　　　　　　　　　　　　　　　（　　）

　　A. 肱动脉损伤　　　　　B. 尺神经损伤　　　　　C. 正中神经损伤

　　D. 骨化性肌炎　　　　　E. 缺血性肌挛缩

4. 患者,男,25 岁。尺桡骨骨折怀疑已发生骨筋膜室综合征。应立即采取的处理措施是　　　　　　　　　　　　　　　　　　　　　　　　　　　　　　（　　）

　　A. 抬高患肢　　　　　　B. 立即输液　　　　　　C. 抽血化验检查

　　D. 行筋膜切开减压术　　E. 石膏绷带外固定

5. 患者,男,50 岁,诊断为 Colles 骨折。其典型的畸形是　　　　　　　（　　）

　　A. 正面看呈枪刺刀样　　B. 正面看呈银叉样　　　C. 侧面看呈枪刺刀样

　　D. 局部肿胀　　　　　　E. 缩短畸形

6. 患者,男,60 岁。因左侧胫骨骨折行石膏固定卧床已半月,近 5 天来未解大便,腹部胀痛不适。为尽快解决便秘,应采取的护理措施是　　　　　　　　（　　）

　　A. 鼓励多饮水　　　　　B. 多摄入膳食纤维　　　C. 按摩腹部

　　D. 协助患者变换体位　　E. 遵医嘱肥皂水灌肠

7. 患者,男,40 岁。胫腓骨骨折复位后,用长腿石膏固定。固定期间需指导其进行功能锻炼,以防止发生　　　　　　　　　　　　　　　　　　　　　　（　　）

　　A. 废用性骨质疏松　　　B. 压疮　　　　　　　　C. 肢端缺血坏死

　　D. 石膏折断　　　　　　E. 神经损伤

8.患者,男,37 岁。因脊椎骨折行躯体石膏固定后,患者出现持续恶心、反复呕吐、腹
胀、腹痛等不适。可能的原因是　　　　　　　　　　　　　　　　　　　　　　　(　　)
　　A.急性阑尾炎　　　　　　　B.急性肠梗阻　　　　　C.骨筋膜室综合征
　　D.石膏综合征　　　　　　　E.急性胃肠炎

9.患者,男,42 岁。因车祸致脊柱骨折、脊髓损伤后正在进行康复训练。正确的排尿指
导是　　　　　　　　　　　　　　　　　　　　　　　　　　　　　　　　　　(　　)
　　A.白天限制摄入液体　　　　　　　　　B.按时排空膀胱,训练规律排尿
　　C.限制饮水　　　　　　　　　　　　　D.始终应避免饮用含气饮料
　　E.持续留置尿管

10.患者,男,27 岁。因车祸致骨盆骨折,如抢救不及时可导致最严重的并发症是　(　　)
　　A.膀胱、尿道损伤　　　　　B.直肠损伤　　　　　　C.性功能障碍
　　D.腰骶神经丛损伤　　　　　E.腹膜后巨大血肿

11.患者,男,17 岁。不慎从高处坠下致右侧大腿上 1/3 骨折,入院后行持续骨牵引、石
膏固定。期间错误的护理措施是　　　　　　　　　　　　　　　　　　　　　　(　　)
　　A.保持有效牵引　　　　　　　　　　　B.抬高患肢
　　C.严密观察患肢末梢血运及感觉　　　　D.做好骨牵引的皮肤护理
　　E.针孔局部血痂应及时清除

12.患者,男,35 岁。由于车祸导致左股骨干开放性骨折。接诊时应首先注意的并发症
是　　　　　　　　　　　　　　　　　　　　　　　　　　　　　　　　　　　(　　)
　　A.伤口感染　　　　　　　　B.失血性休克　　　　　C.损伤性骨化
　　D.缺血性骨坏死　　　　　　E.神经损伤

13.患者,男,42 岁。左侧胫骨骨折后怀疑出现骨筋膜室综合征,正确的处理措施是
　　　　　　　　　　　　　　　　　　　　　　　　　　　　　　　　　　　　(　　)

　　A.局部切开减压　　　　　　B.抬高患肢　　　　　　C.严格卧床休息
　　D.热敷　　　　　　　　　　E.药物治疗

14.患者,女,35 岁。外伤后出现肘部关节肿胀。有利于鉴别肱骨髁上骨折和肘关节脱
位的临床表现是　　　　　　　　　　　　　　　　　　　　　　　　　　　　　(　　)
　　A.肘后三角关系失常　　　　　　　　　B.手臂功能障碍
　　C.肘部剧烈疼痛　　　　　　　　　　　D.是否触摸到尺骨鹰嘴
　　E.跌倒后因手掌撑地而受伤

15.患者,男,29 岁。骑自行车摔伤左肩到医院就诊。检查见左侧方肩畸形,肩关节空
虚,弹性固定,诊断为肩关节脱位。复位后用三角巾悬吊。应指导患者行垂臂、甩肩
锻炼的开始时间是　　　　　　　　　　　　　　　　　　　　　　　　　　　(　　)
　　A.复位固定后即开始　　　B.复位固定 1 周后　　　C.复位固定 2 周后
　　D.复位固定 3 周后　　　　E.复位固定 4 周后

16.患者,女,25 岁,腕关节扭伤。为防止皮下出血和组织肿胀,早期正确的处理措施是
　　　　　　　　　　　　　　　　　　　　　　　　　　　　　　　　　　　　(　　)

　　A.局部按摩　　　　　　　　B.红外线照射　　　　　C.冰袋冷敷
　　D.湿热敷　　　　　　　　　E.放置热水袋

17. 患儿,男,5 岁。上车时被母亲牵拉左手后,出现肘部疼痛,不肯用左手拿物。体检: 左上肢局部无肿胀和畸形,左肘部轻度压痛。X 线检查无异常。最可能的诊断是
（　　）

A. 肘关节扭伤　　　　　B. 桡骨骨折　　　　　C. 尺骨骨折

D. 桡骨小头半脱位　　　E. 肘部肌肉、肌腱损伤

18. 患者,男,50 岁。车祸致右髋关节疼痛,活动障碍 3h 急诊入院。体检:血压 80/ 50mmHg,脉搏 110 次/min,意识淡漠,腹部膨隆有压痛,初步考虑为髋关节脱位。 目前主要的护理措施是　　　　　　　　　　　　　　　　　　（　　）

A. 密切观察病情变化　　　　　　　B. 迅速建立有效的静脉通路

C. 绝对卧床休息　　　　　　　　　D. 留置尿管

E. 肢体制动

19. 患者,女,59 岁。颈椎病行前路手术,术后第 1 天颈部肿胀、呼吸困难。首要的措施 是　　　　　　　　　　　　　　　　　　　　　　　　　　　（　　）

A. 气管切开　　　　　　　B. 激素治疗　　　　　C. 密切观察呼吸

D. 接呼吸机　　　　　　　E. 拆除伤口缝线,清除血肿

20. 患者,女,50 岁。腰椎间盘突出症行非手术治疗,其绝对卧床休息的时长为（　　）

A. 3 天　　　　　　　　　B. 10 天　　　　　　　C. 15 天

D. 3 周　　　　　　　　　E. 3 月

21. 患者,男,40 岁。因无意中自己发现颈部正中偏右有一直径 2.0cm 肿块来医院就 诊。医务人员为其查体时,首先应确定肿物的　　　　　　　　　（　　）

A. 大小　　　　　　　　　B. 软硬度　　　　　　　C. 表面是否光滑

D. 边界是否清楚　　　　　E. 是否随吞咽活动

22. 患儿,男,6 岁。突发寒战、高热,测体温 39.5℃。患儿烦躁不安,诉左膝剧痛,膝关 节呈半屈曲状,拒动。体格检查有左小腿压痛,分层穿刺抽得脓液。最关键的治疗 措施是　　　　　　　　　　　　　　　　　　　　　　　　　　（　　）

A. 局部引流

B. 多次抽脓并注入抗生素

C. 脓液细菌培养及药敏试验,依结果调整用药

D. 局部固定防止病理骨折

E. 联合使用大量抗生素

23. 某先生,60 岁,胫骨骨折石膏管型固定后 8h,诉患肢远端疼痛难忍,检查:肢端苍白, 温度降低,足趾剧痛且不能主动活动,应考虑　　　　　　　　　（　　）

A. 骨折端移位　　　　　　B. 衬垫不妥　　　　　C. 继发感染

D. 患肢远端供血不良　　　E. 体位不当

24. 韩女士,64 岁。跌倒致右股骨颈头下型骨折,现给予持续皮牵引处理。该患者最易 发生的并发症是　　　　　　　　　　　　　　　　　　　　　　（　　）

A. 休克　　　　　　　　　　　　　B. 髋关节创伤性关节炎

C. 骨化性肌炎　　　　　　　　　　D. 右坐骨神经损伤

E. 右股骨头缺血坏死

25.脊柱骨折的病人急救运送方法,正确的是 （ ）

    A.用软担架搬运   B.三人平托放于硬板抬送

    C.两人抱持搬运   D.一人抱持搬运

    E.一人背负搬运

A3 型题

1.患者,男,21 岁。踢足球时向后跌倒,摔伤左肩部。检查见左肩部方肩畸形,肩关节空虚,弹性固定,Dugas 征阳性。

  (1)可能的诊断是 （ ）

    A.肘关节脱位   B.肩关节脱位   C.肩锁关节脱位

    D.肩峰骨折   E.肱骨外科颈骨折

  (2)首选的处理方法是 （ ）

    A.骨牵引复位   B.皮牵引复位   C.手法复位外固定

    D.切开复位内固定   E.悬吊牵引复位

  (3)复位后正确的固定方法是 （ ）

    A.三角巾悬吊   B.石膏夹板固定   C.小夹板固定

    D.外展支架固定   E.皮牵引固定

2.患者,男,38 岁。抬重物时突然出现腰痛伴左下肢放射痛。查体:小腿外侧针刺感,踇趾背伸肌力减弱,生理反射正常,初步诊断为腰椎间盘突出症。

  (1)若要行骨盆牵引,重量一般为 （ ）

    A.2～3kg   B.5～10kg   C.4～6kg

    D.8～10kg   E.7～15kg

  (2)若进行手术治疗,术后第 7 天应开始的锻炼项目是 （ ）

    A.转移训练   B.直腿抬高练习   C.股四头肌等长收缩

    D.腰背肌锻炼   E.下床活动

A4 型题

1.患者,男,60 岁。下雪天不慎滑倒后即感右髋部疼痛难忍,不能站立,1h 后来院就诊。查体:右髋部轻度肿胀,下肢短缩畸形并外旋畸形,纵轴叩击痛阳性。初步诊断为股骨颈骨折。

  (1)股骨颈骨折常用的治疗方法是 （ ）

    A.持续骨牵引   B.持续皮肤牵引   C.手法复位外固定

    D.切开复位内固定   E.手法复位内固定

  (2)股骨颈骨折后最易发生的并发症是 （ ）

    A.骨折畸形愈合   B.骨筋膜室综合征 C.股骨头缺血性骨坏死

    D.慢性骨髓炎   E.骨质疏松

  (3)其右侧患肢应采取的正确体位是 （ ）

    A.外展外旋位   B.外展内旋位   C.外展中立位

    D.内收外旋位   E.内收内旋位

  (4)若行手术治疗,术后第 1 天应进行的功能锻炼是 （ ）

    A.髋关节旋转训练   B.行走训练

C.扶拐训练　　　　　　　　　　　D.股四头肌等长舒缩训练

E.髋关节内收、外展训练

2.患者,女,30岁。1h前在工厂不慎将右手食指切伤,当时感疼痛难忍,伤口出血不止,右手食指未完全离断。

(1)下列急救处理方法错误的是　　　　　　　　　　　　　　　　　　　　　(　　)

A.木板固定　　　　　B.妥善包扎止血　　　　C.防止血管扭曲、拉伸

D.断面上禁止涂用药水　　　E.为包扎方便将食指自行剪断

(2)若食指已完全离断,为保护离断肢体,应将其置入下列何种环境中　　　(　　)

A.冰水混合物　　　　B.低温干燥　　　　　C.常温干燥

D.常温生理盐水　　　E.低温生理盐水

(3)断肢(指)再植术后最严重的并发症是　　　　　　　　　　　　　　　　　(　　)

A.血容量不足　　　　B.脂肪栓塞综合征　　　C.急性肾衰竭

D.切口感染　　　　　E.血管危象

(二) 名词解释

1.骨折　　　　　　　　2.开放性骨折　　　　　3.陈旧性骨折

4.骨筋膜室综合征　　　5.脂肪栓塞　　　　　　6.缺血性肌挛缩

7.Colles 骨折　　　　　8.截瘫　　　　　　　　9.脱位

10.弹性固定　　　　　　11.假关节活动

第八章　周围血管疾病患者的护理

(一) 选择题

A1 型题

1.下列除哪项外,均为下肢静脉曲张常见的病因　　　　　　　　　　　　　(　　)

A.妊娠　　　　　　　B.营养不良　　　　　C.重体力劳动

D.长期站立　　　　　E.习惯性便秘

2.可引起足背动脉及胫后动脉搏动减弱的周围血管疾病是　　　　　　　　(　　)

A.大隐静脉曲张,深静脉不通畅　　　　　B.大隐静脉曲张,深静脉通畅

C.血栓闭塞性脉管炎局部缺血期　　　　　D.血栓闭塞性脉管炎营养障碍期

E.血栓闭塞性脉管炎坏疽期

3.下列有关动脉性静息痛的叙述,正确的是　　　　　　　　　　　　　　　(　　)

A.伴有肢体肿胀　　　B.足背动脉搏动增强　　C.夜间常取抱膝端坐体位

D.皮肤温度升高　　　E.可见静脉曲张

A2 型题

1.患者,男,31岁,从小生活在寒湿环境。3个月前出现右下肢酸痛,肢端发凉、怕冷,足趾麻木感,尤其在行走一段时间后出现小腿肌肉酸痛,休息后可缓解。最可能的诊断是　　　　　　　　　　　　　　　　　　　　　　　　　　　　　　　　　(　　)

A.痛风　　　　　　　　　B.丹毒　　　　　　　C.下肢静脉曲张

D.深静脉血栓形成　　　　E.血栓闭塞性脉管炎

2.患者,女,33岁。下肢静脉曲张病史已有3年余,伴发血栓性静脉炎。下列处理措施
不妥的是　　　　　　　　　　　　　　　　　　　　　　　　　　　　　　　　(　　)

A.抬高患肢　　　　　　　B.全身使用抗生素　　　C.穿弹力袜

D.局部热敷　　　　　　　E.局部按摩

3.患者,男,28岁,长期吸烟,居住北方。主诉行走一段路程后,小腿或足部肌肉出现胀
痛,如果继续行走,则疼痛加重,最后被迫止步,休息后疼痛立即缓解,再行走后症状
又出现。初步判断该患者处于　　　　　　　　　　　　　　　　　　　　　　(　　)

A.下肢静脉曲张早期　　　　　　　　　B.下肢静脉曲张后期

C.血栓闭塞性脉管炎局部缺血期　　　　D.血栓闭塞性脉管炎营养障碍期

E.血栓闭塞性脉管组织坏死期

4.患者,男,57岁,工人。患右下肢静脉曲张22年,行大隐静脉高位结扎加小腿静脉分
段剥脱术。术后继续使用弹力绷带或穿弹力袜的时间是　　　　　　　　　　(　　)

A.1～2周　　　　　　　　B.2～3周　　　　　　　C.1～3个月

D.3～6个月　　　　　　　E.半年以上

5.患者,女,38岁,长期站立工作者。患下肢静脉曲张已6年。为判断大隐静脉瓣膜功
能,应采用的特殊检查是　　　　　　　　　　　　　　　　　　　　　　　　(　　)

A.Buerger 试验　　　　　B.Trendelenburg 试验　　C.Perthes 试验

D.Pratt 试验　　　　　　E.Branham 征

6.患者,女,33岁,孕32周。自诉久站后出现下肢酸胀痛1个月。体格检查:右下肢大
腿内侧静脉广泛隆起、迂曲,无红、肿,足背动脉搏动正常。下列处理措施不正确的是
　　　　　　　　　　　　　　　　　　　　　　　　　　　　　　　　　　　(　　)

A.避免久站、久坐　　　　　　　　　　B.适当卧床休息,抬高患肢

C.患肢穿弹力袜　　　　　　　　　　　D.患肢用弹力绷带包扎

E.硬化剂注射

A3 型题

1.患者,男,33岁,吸烟已10年。2年前开始出现右足发凉、足背部动脉搏动减弱等表
现,诊断为血栓闭塞性脉管炎。近1年来病情逐渐加重,夜间常屈膝抱足而坐,难以
入睡。

(1)为促进侧支循环建立,应指导患者采取的有效措施是　　　　　　　　　(　　)

A.戒烟　　　　　　　　　B.防潮　　　　　　　　C.防外伤

D.保暖　　　　　　　　　E.进行 Buerger 运动

(2)患者夜间常屈膝抱足而坐、难以入睡的主要原因是　　　　　　　　　　(　　)

A.静息痛　　　　　　　　B.肢体感觉迟钝　　　　C.肌肉痉挛

D.肢端麻木　　　　　　　E.下肢发凉

(3)该病的晚期表现为　　　　　　　　　　　　　　　　　　　　　　　　(　　)

A.间歇性跛行　　　　　　B.足背动脉搏动消失　　C.肢端坏疽

D.静息痛　　　　　　　　E.小腿肌肉萎缩

参考答案

第一章 外科护理基本技术

一、绪 论

(一)选择题

A1 型题

1. D　2. E　3. C　4. B

二、水、电解质和酸碱平衡失调患者的护理

(一)选择题

A1 型题

1. E	2. D	3. C	4. D	5. B	6. A	7. D	8. B	9. C	10. C
11. A	12. E	13. D	14. E	15. D	16. C	17. C	18. B	19. A	20. C
21. A	22. D	23. E	24. C	25. C	26. C	27. A	28. A	29. B	30. E
31. E	32. E								

A2 型题

1. D	2. B	3. D	4. B	5. B	6. B	7. A	8. B	9. C	10. C
11. B	12. E	13. B	14. C	15. C	16. C	17. C	18. D	19. E	20. B
21. C	22. C	23. A	24. D						

A3 型题

1. CCE　2. BC　3. DAECB

A4 型题

1. ABDD

(二)名词解释

1. 等渗性缺水:水和钠成比例丧失,血清钠和细胞外液渗透压仍保持正常范围,细胞外液的渗透压也保持正常。

2. 代谢性酸中毒:指体内酸性物质积聚或产生过多,或 HCO_3^- 丢失过多。

3. 高渗性缺水:水和钠同时缺失,但失水多于失钠,血清钠高于正常范围,细胞外液的渗透压升高。

4. 低渗性缺水:系水和钠同时丢失,但失钠多于缺水,故血清钠低于 135mmol/L,细胞外液呈低渗状态。

5. 代谢性碱中毒:由体内 H^+ 丢失或 HCO_3^- 增多所致。

三、外科休克患者的护理

（一）选择题

A1 型题

1. C	2. C	3. A	4. C	5. C	6. D	7. E	8. E	9. D	10. B
11. D	12. C	13. D	14. D	15. C	16. C	17. C	18. A	19. D	20. B
21. D	22. D	23. E	24. D	25. D					

A2 型题

1. C	2. B	3. C	4. A	5. A	6. E	7. B	8. E	9. D	10. D
11. B	12. C								

A3 型题

1. BBC　2. DC　3. BDA

（二）名词解释

1. 休克：机体在多种病因侵袭下引起的以有效循环血容量骤减，组织灌注不足，细胞代谢紊乱和功能受损为共同特点的病理生理改变的综合征。

2. 失血性休克：由于急性大量出血所引起的休克称为失血性休克。

四、外科患者营养支持的护理

（一）选择题

A1 型题

1. E　　2. E

A2 型题

1. A	2. E	3. D	4. C	5. B	6. B	7. D

A3 型题

BAD

五、手术室的管理与护理

（一）选择题

A1 型题

1. C	2. C	3. D	4. C	5. B	6. E	7. B	8. D	9. C	10. D
11. D	12. C	13. D	14. C	15. D	16. A	17. C	18. C	19. C	20. A
21. A	22. E	23. C	24. A	25. E	26. B	27. A	28. E	29. C	30. B

A2 型题

1. A	2. C	3. C	4. A	5. C	6. B	7. A	8. E	9. D	10. C
11. C	12. C	13. B	14. D						

A3 型题

1. EA　2. DCC

A4 型题

1. ECBA

（二）名词解释

1. 消毒：是指用物理或化学的方法杀灭或清除芽孢以外的所有病原微生物。

2. 灭菌：是指用物理或化学的方法杀灭或清除所有微生物，包括致病菌和非致病微生物以及细菌芽孢,灭菌是彻底的消毒。

六、麻醉患者的护理

(一)选择题

A1 型题

1. E   2. A   3. B   4. B   5. A   6. C   7. B   8. D   9. A   10. A
11. C   12. A   13. E   14. A   15. B   16. A   17. D   18. B   19. E   20. A

A2 型题

1. D   2. B   3. C   4. C   5. B   6. B   7. D   8. C   9. D   10. C
11. C   12. D   13. A   14. B   15. B   16. B

A3 型题

1. CAE   2. BD   3. DDC

(二)名词解释

1. 麻醉:是应用药物和其他方法,使病人在手术时痛觉暂时消失,为手术创造良好的条件的技术。理想的麻醉要求安全、无痛、精神安定和适当的肌松弛。

2. 麻醉药经呼吸道吸入或静脉、肌内注射,产生中枢神经系统暂时性抑制,使病人呈现意识和痛觉消失、反射活动减弱、肌松弛等状态,这种麻醉方法称为全麻。

七、围手术期患者的护理

(一)选择题

A1 型题

1. A   2. E   3. A   4. E   5. A   6. B   7. D   8. C   9. C   10. A
11. E   12. E   13. E   14. B   15. B   16. A   17. B   18. D   19. C   20. C
21. A   22. A   23. C

A2 型题

1. C   2. C   3. C   4. B   5. C   6. B   7. C   8. A   9. B   10. D
11. B   12. E   13. C   14. B   15. C   16. E   17. A   18. A   19. E   20. C
21. E   22. D   23. A   24. B

A3 型题

1. BC   2. AE   3. CCC   4. ECE   5. EEB   6. DAC

A4 型题

1. DAEB   2. CBD

(二)名词解释

1. 手术前后护理:手术前后护理是指全面评估病人生理、心理状态,提供身心整体护理,增加病人对手术的耐受性,以最佳状态顺利渡过手术期,预防或减少术后并发症,促进早日康复,重返家庭和社会。

2. 择期手术:施行手术的迟早,不影响治疗效果,应当做到充分的手术前准备。

3. 外科热:手术后病人的体温可能略有升高,幅度在 $0.5 \sim 1.0\ ℃$,一般不超过 $38.5\ ℃$,临床称为外科热。

4. 耐受良好:全身情况较好,外科疾病对全身影响较小,重要器官无器质性病变或其功能处于代偿阶段,稍做准备便可接受任何手术。

八、外科感染患者的护理

(一)选择题

A1 型题

1.E	2.C	3.A	4.C	5.E	6.C	7.C	8.B	9.E	10.D

11.E	12.A	13.E	14.D	15.B	16.D	17.E	18.B	19.C	20.D

21.C 22.A 23.A 24.E 25.A

A2 型题

1.D   2.D   3.C   4.B   5.D   6.C   7.D

A3 型题

1.AA   2.CE   3.AEB   4.DAE

(二)名词解释

1.外科感染:指需要外科治疗的感染,包括创伤、烧伤、手术、器械检查或有创性检查、治疗后并发的感染。

2.疖:俗称疖疮,是单个毛囊及其周围组织的急性化脓性感染。

3.丹毒:是皮肤淋巴管网的急性炎症感染,好发部位为下肢与面部。

4.破伤风:是指破伤风杆菌侵入人体伤口并生长繁殖产生毒素而引起的一种特异性感染。

5.气性坏疽:通常指由梭状芽孢杆菌所致的以肌坏死或肌炎为特征的急性特异性感染。

九、损伤患者的护理

(一)选择题

A1 型题

1.C   2.E   3.B   4.B   5.D   6.D   7.B   8.C   9.B

A2 型题

1.E	2.D	3.D	4.D	5.C	6.D	7.D	8.C	9.B	10.B

11.D   12.A

A3 型题

1.DAB

(二)名词解释

挤压综合征:四肢或躯干肌肉丰富部位,受严重挤压后,肌肉广泛缺血、坏死,引起休克和急性肾衰竭等综合表现,称挤压综合征。

十、器官移植患者的护理

(一)选择题

A1 型题

1.D   2.B

A2 型题

1.D   2.C   3.D   4.E

A3 型题

1.ADE

A4 型题

1. DBCA

十一、肿瘤患者的护理

(一)选择题

A1 型题

1. D 2. B 3. C

A2 型题

1. B 2. A 3. E 4. D 5. E 6. E 7. D 8. C

A3 型题

1. DDC 2. CAC

(二)名词解释

1. 根治术:将肿瘤所在器官的大部分或全部连同周围的正常组织和区域淋巴结作整块切除,对病变的切除较彻底,一些早期发现的病例术后多能治愈。

2. 肿瘤:是机体细胞在内、外各种致瘤因素的长期作用下,发生过度增殖及异常分化所形成的新生物。

3. TNM 分期:为一种肿瘤分类分期法。T 代表原发肿瘤,N 代表淋巴结,M 为远处转移,再根据肿块大小、浸润程度在字母后标以数字 0~4,表示肿瘤的发展程度。1 代表小,4 代表大,0 代表无;有远处转移为 M1,无为 M0。临床无法判断肿瘤体积时则以 T_X 表示。根据 TNM 的不同组合,即可表达某一肿瘤的不同期别。

4. 三级止痛方案:一级止痛:一般疼痛,使用非麻醉剂,即阿司匹林±辅佐剂(非类固醇类抗炎药)。二级止痛:中度持续疼痛,使用弱麻醉剂,即可待因+阿司匹林±辅佐剂。三级止痛:强烈持续疼痛,使用强麻醉剂,即吗啡±非麻醉剂±辅佐剂。

第二章　颅脑疾病患者的护理

(一)选择题

A1 型题

1. B 2. B 3. D 4. C 5. A 6. A 7. B 8. E 9. C 10. B
11. B 12. C 13. C 14. B 15. E 16. E 17. E 18. B 19. E 20. B
21. A 22. D

A2 型题

1. D 2. C 3. C 4. C 5. C 6. A 7. A 8. C 9. B 10. A
11. A 12. B 13. C 14. C 15. D 16. C 17. E 18. D 19. B 20. D

A3 型题

1. BCA 2. CAB 3. ABB

(二)名词解释

1. 颅内压增高征:是指颅内压持续在 1.96kPa(200mmH$_2$O)以上,并出现头痛、呕吐、视神经乳头水肿等临床表现的一种综合征。

2. 颅高压三主征:头痛,呕吐,视神经乳头水肿三项合称为颅内压增高三主征。

3. 库欣反应:颅内压增高早期代偿时,血压增高,脉搏缓慢有力,呼吸加深变慢;后期失代偿时,血压下降,脉搏细快,呼吸浅快不规则;此种生命体征的变化称为库欣反应。

4. 逆行性健忘:脑震荡清醒后不能回忆伤前及当时的情况。

5. 中间清醒期:硬脑膜外血肿的典型表现,原发性昏迷——中间清醒期——继发性昏迷。

6. 脑卒中:各种原因引起的脑血管疾病的急性发作,造成脑供应动脉狭窄或闭塞及非外伤性的脑实质出血,引起相应症状和体征。

第三章 颈部疾病患者的护理

(一)选择题

A1 型题

1. B 2. B 3. C 4. C 5. B 6. C 7. E 8. C 9. A 10. A
11. C 12. B 13. C 14. E 15. D

A2 型题

1. D 2. E 3. E 4. E 5. B 6. A 7. D 8. E

A3 型题

1. AE 2. BE

(二)名词解释

1. 甲状腺功能亢进(简称甲亢):是指由于各种原因导致甲状腺素分泌过多而出现以全身代谢亢进为主要特征的疾病总称。

2. 基础代谢率:是指病人在完全安静和空腹条件下,一定时间内所消耗的氧量。

第四章 胸部疾病患者的护理

(一)选择题

A1 型题

1. D 2. A 3. D 4. A 5. C 6. B 7. D 8. A 9. B 10. B
11. C 12. E 13. A 14. D 15. D 16. A 17. A 18. A 19. A 20. B
21. D 22. C 23. B 24. D 25. C 26. B 27. D 28. C 29. A 30. E
31. E 32. E 33. D 34. A 35. B 36. D 37. D 38. D 39. A 40. D
41. C 42. B 43. A 44. E 45. C 46. D

A2 型题

1. E 2. A 3. A 4. D 5. C 6. C 7. C 8. D 9. A 10. A
11. E 12. B 13. C 14. E 15. A 16. C 17. B 18. E 19. D 20. E
21. E 22. D 23. C 24. A 25. D 26. D 27. C 28. E 29. A 30. A

A3 型题

1. DD 2. ABC

A4 型题

1. AECC 2. EABEBE 3. CDAA 4. DCEE

(二)名词解释

1. 急性乳房炎:是乳房的急性化脓性感染,多见产后哺乳期妇女,往往发生在产后 3～4 周,初产妇多见。

2.乳腺癌的"酒窝征":乳腺癌因癌肿侵及 Cooper 韧带(乳房悬韧带),癌肿表面皮肤凹陷,称为"酒窝征"。

3.炎性乳癌:多见于年轻女性、妊娠或哺乳期妇女,表现类似乳房急性炎症,但无明显肿块,病情进展快。

4.胸壁反常呼吸运动:相邻多根多处肋骨骨折时,局部胸壁软化,吸气时软化的胸壁内陷,呼气时该区胸壁向外鼓出。

5.纵隔扑动:胸壁软化或严重的开放性气胸时由于呼吸期间两侧胸膜腔压力不平衡,出现纵隔左右扑动。

6.闭式胸腔引流:胸腔内插入引流管,管的下方置于引流瓶水中,利用水的作用,维持单一方向的引流,称为闭式胸腔引流。

7.脓气胸:是指胸腔有脓液和气体积聚,常见于伴有气管、食管瘘的脓胸。

8.中心型肺癌:起源于主支气管、叶支气管的肺癌,位置靠近肺门,称为中心型肺癌。

9.胃造瘘术:腹部切口,进入腹腔后切开胃前壁,置入一根橡胶管导管引到体外,72h 后胃与腹膜黏连,即可由此导管灌食。

10.体外循环:是利用特殊的人工装置将回心的静脉血引至体外,进行气体交换,同时经过调节温度和过滤后,再输回体内。

第五章　腹部疾病患者的护理

(一)选择题

A1 型题

1. B	2. D	3. C	4. C	5. C	6. C	7. B	8. A	9. C	10. B
11. D	12. A	13. D	14. C	15. D	16. A	17. E	18. C	19. A	20. C
21. E	22. D	23. E	24. E	25. B	26. B	27. E	28. A	29. C	30. C
31. E	32. B	33. C	34. B	35. E	36. E	37. A	38. D	39. A	40. A
41. A	42. D	43. E	44. C	45. C	46. B	47. D	48. C	49. B	50. E
51. D	52. C	53. C	54. C	55. D	56. E	57. C	58. C	59. E	60. C
61. D	62. E	63. D	64. B	65. D	66. D	67. E	68. A	69. D	70. D
71. C	72. C	73. A	74. D	75. D	76. D	77. C	78. D	79. E	80. A
81. B	82. D	83. B	84. E	85. A	86. D	87. B	88. B		

A2 型题

1. B	2. A	3. B	4. B	5. A	6. D	7. E	8. E	9. C	10. C
11. D	12. D	13. B	14. D	15. D	16. A	17. C	18. B	19. B	20. E
21. E	22. C	23. C	24. D	25. E	26. E	27. C	28. A	29. B	30. C
31. B	32. B	33. A	34. D	35. A	36. E	37. C	38. E	39. D	40. C
41. A	42. A	43. E	44. D	45. D	46. C	47. C	48. B	49. D	50. E
51. D	52. C	53. D	54. D	55. C	56. E	57. E	58. D	59. E	60. E
61. C	62. A	63. E	64. A	65. E	66. B	67. A	68. C	69. A	70. C
71. D	72. E	73. D	74. D	75. C					

A3 型题

1. BEC 2. DED 3. CDA 4. CAB

A4 型题

1. ACCAA   2. CDAB   3. CADBE   4. DACD   5. ACDBA

6. ECEE

（二）名词解释

1. 腹膜刺激征：腹部压痛、反跳痛、腹肌紧张是腹膜炎的标志性体征，称为腹膜刺激征。

2. 腹外疝：是由腹腔内的器官或组织连同腹膜壁层，经腹壁薄弱点或孔隙，向体表突出所形成。

3. 嵌顿性疝：疝门较小而腹内压突然增高时，疝内容物可强行扩张疝颈而进入疝囊，随后因疝囊颈的弹性收缩，又将疝内容物卡住，使其不能回纳，称为嵌顿性疝。

4. 机械性肠梗阻：由于各种原因引起肠腔变狭小，使肠内容物通过发生障碍，引起梗阻。为最常见的肠梗阻。

5. 绞窄性肠梗阻：指梗阻并伴有肠壁血运障碍，可因肠系膜血管受压、血栓形成或栓塞等引起。

6. 早期胃癌：是指癌组织仅限于黏膜和黏膜下层，不论癌肿大小或有无淋巴结转移，均为早期胃癌。

7. 进展期胃癌：是中、晚期胃癌的统称。癌组织超过黏膜下层侵入胃壁肌层，为中期胃癌；病灶达浆膜下层或超过浆膜向外浸润至邻近器官或有转移，为晚期胃癌。

8. 人工肛门：结肠造口又称人工肛门，是近端结肠固定于腹壁外而形成的粪便排出通道。

9. 肛裂：是齿状线以下肛管皮肤层裂伤后形成的小溃疡，呈长梭形或椭圆形。

10. 痔：是直肠下段黏膜下或（和）肛管皮肤下静脉丛瘀血扩张和迂曲所形成的静脉团。

11. 门静脉高压症：当门静脉血流受阻、血液淤滞、造成门静脉系统压力持续>2.35kPa（24cmH$_2$O）时所引起的临床综合征，称门静脉高压症。

12. Charcot"三联征"：腹痛，寒战、高热和黄疸的典型临床表现称为 Charcot"三联征"。

13. Mirizzi 综合征：胆囊内较大结石持续嵌顿压迫胆囊壶腹部和颈部时，引起肝总管狭窄或胆囊胆管瘘，以及反复发作的胆囊炎、胆管炎及梗阻性黄疸，称 Mirizzi 综合征。

第六章 泌尿、男性生殖系统疾病患者的护理

（一）选择题

A1 型题

1. E 2. B 3. B 4. E 5. E 6. D 7. D 8. E 9. C 10. A
11. C 12. A 13. C 14. C 15. C 16. A 17. D 18. B 19. E

A2 型题

1. C 2. D 3. B 4. B 5. C 6. A 7. B 8. D 9. C 10. D
11. D 12. D 13. C 14. E 15. C 16. D 17. A 18. E 19. E 20. B

A3 型题

1. ECB 2. DEB 3. CEE

A4 型题

1. AADAC

（二）名词解释（详见教材）

第七章　骨与关节疾病患者的护理

（一）选择题

A1 型题

1. B	2. B	3. A	4. D	5. E	6. D	7. E	8. A	9. C	10. C
11. E	12. B	13. B	14. E	15. C	16. B	17. E	18. E	19. D	20. E
21. C	22. D	23. D	24. C	25. A	26. C	27. D	28. A	29. E	

A2 型题

1. C	2. B	3. E	4. D	5. A	6. E	7. A	8. D	9. B	10. E
11. E	12. B	13. A	14. A	15. D	16. C	17. D	18. B	19. E	20. D
21. E	22. A	23. D	24. E	25. B					

A3 型题

1. BCAED　　2. ED

A4 型题

1. ACCD　　2. EBC

（二）名词解释（详见教材）

第八章　周围血管疾病患者的护理

（一）选择题

A1 型题

1. B　2. C　3. C

A2 型题

1. E　2. E　3. C　4. C　5. B　6. E

A3 型题

1. EAC

图书在版编目（CIP）数据

外科护理实训教程／徐春岳主编. —杭州：浙江
大学出版社，2014.1
 ISBN 978-7-308-12770-7

Ⅰ.①外…　Ⅱ.①徐…　Ⅲ.①外科学－护理学－教材
Ⅳ.①R473.6

中国版本图书馆 CIP 数据核字（2013）第 319385 号

外科护理实训教程

徐春岳　主编

丛书策划	阮海潮（ruanhc@zju.edu.cn）
责任编辑	严少洁
出版发行	浙江大学出版社
	（杭州市天目山路 148 号　邮政编码 310007）
	（网址：http://www.zjupress.com）
排　　版	杭州中大图文设计有限公司
印　　刷	杭州日报报业集团盛元印务有限公司
开　　本	787mm×1092mm　1/16
印　　张	10.25
字　　数	256 千
版 印 次	2014 年 1 月第 1 版　2014 年 1 月第 1 次印刷
书　　号	ISBN 978-7-308-12770-7
定　　价	28.00 元